Was stimmt?

Depression

Die wichtigsten Antworten

HERDER spektrum

Band 5817

Das Buch

Rund 20 Prozent aller Menschen sind in ihrem Leben mindestens einmal von einer Depression betroffen – die Zahlen sind steigend: Depressionen sind eine weit verbreitete Erkrankung. Auch wer nicht selbst darunter leidet, kennt doch vielfach andere, die depressionserfahren sind. Entsprechend groß ist das öffentliche Interesse an einem Leiden, das mitunter bereits als »neue Volkskrankheit« bezeichnet wird – entsprechend vielfältig sind auch die Informationen, die über Depressionen im Umlauf sind und sich verfestigen zu Meinungen, die schlimmstenfalls den Betroffenen Schaden zufügen können – etwa dann, wenn Depressionen als »ohnehin unheilbar« verstanden werden oder als ein Leiden, an dem man doch auf irgendeine Weise auch selbst »schuld« ist. Daniel Hell, Direktor der Zürcher Universitätsklinik für Psychiatrie sowie erfahrener Psychiater und Psychotherapeut, geht einer Reihe verbreiteter Auffassungen nach und stellt klar, was daran stimmt ... und was nicht. So wird deutlich, was wir derzeit über Depressionen gesichert wissen und was in den Bereich des Hypothetischen gehört. Wissen, was wichtig ist: Das ermöglicht einen geschärften Blick auf das, was man hört, liest und erfährt und bildet die Grundlage für informierte Entscheidungen.

Der Autor

Daniel Hell, Professor für Klinische Psychiatrie und Klinikdirektor an der Psychiatrischen Universitätsklinik Zürich, Autor verschiedener Sachbücher. Ein Schwerpunkt seiner Tätigkeit liegt auf der Erforschung und Behandlung von Depressionen. Bei Herder spektrum: Die Sprache der Seele verstehen. Die Wüstenväter als Therapeuten; Aufschwung für die Seele. Wege innerer Befreiung; Leben als Geschenk und Antwort. Weisheiten der Wüstenväter; Seelenhunger. Vom Sinn der Gefühle.

Daniel Hell

Was stimmt?

Depression

Die wichtigsten Antworten

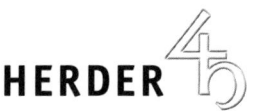

HERDER

FREIBURG · BASEL · WIEN

Originalausgabe

3. Auflage 2008

© Verlag Herder GmbH, Freiburg im Breisgau 2007
Alle Rechte vorbehalten
www.herder.de

Umschlagkonzeption und -gestaltung:
R·M·E Roland Eschlbeck, Liana Tuchel
Umschlagmotiv: © Manfred Blöth/buchcover.com

Herstellung: fgb · freiburger graphische betriebe
www.fgb.de

Gedruckt auf umweltfreundlichem, chlorfrei gebleichtem Papier
Printed in Germany

ISBN 978-3-451-05817-2

Inhalt

Einleitung

1

Depressiv ist ein Wort des 20. Jh. Es leitet sich vom französischen »dépressif« ab, was soviel wie niederdrückend meint. Wenig älter ist der deutsche Ausdruck Depression, der ebenfalls ein französisches Lehnwort darstellt und die lateinische Wurzel »depressio« (von deprimere: niederdrücken) enthält. Wer depressiv ist oder an einer Depression leidet, ist also in seiner Stimmung bedrückt. Er fühlt sich niedergeschlagen.

Ursprung des Wortes

Dem Wortsinn nach ist auch der deprimierte Mensch bedrückt und entmutigt. Deprimiert leitet sich vom gleichen lateinischen Wortstamm ab und wurde schon im 18. Jh. in die deutsche Sprache eingeführt, aber noch nicht mit dem späteren Krankheitsbegriff Depression gleichgesetzt. Bis heute blieb »deprimiert« ein Wort der Alltags- und Umgangssprache, während Depression zu einem medizinischen Krankheitsbegriff wurde.

Wer bedrückt ist, ist in der Regel auch mutlos. Er befindet sich in einem Stimmungstief. Sein Gemüt, sein Mut (althochdeutsch Muot, englisch mood) ist herabgestimmt. Das kann verständlich und sinnvoll sein. Es kann aber auch überaus gefährlich werden. Im ersten Fall zeigt die Bedrücktheit eine Überforderung oder große Erschöpftheit an. Sie kann als Hinweis auf eine nötige Pause verstanden werden. Anders im zweiten Fall. Hier sprengt das Ausmaß der Bedrückung den Alltagsrahmen. Es führt zu einer Beeinträchtigung des

Wer bedrückt ist, ist auch mutlos

psychischen und sozialen Lebens und kann einen Menschen völlig lahmlegen.

**Nieder-
geschlagenheit:
Teil des mensch-
lichen Lebens** Bedrücktheit und Niedergeschlagenheit gehören wie Angst und Schmerz zum menschlichen Leben. Man kann nicht einfach über sie hinweg sehen. Sie können Sinn machen und wie ein Sensor eine Gefahr anzeigen. Sie können aber auch zum Trauma werden, wenn sie sich verselbständigen. Ihre Doppelgesichtigkeit kann verwirren. Einerseits sind sie existentiell so bedeutsam wie das Dunkel der Nacht oder die Kälte des Winters. Andererseits können sie so krank machend sein wie eine Infektion oder eine Stoffwechselstörung. Sie reichen vom Gesunden ins Kranke, vom Lebensnotwendigen ins Lebensfeindliche. Das macht sie so herausfordernd. Wird Bedrücktheit nur dem Pol des Krankhaften zugeschlagen, wird damit eine Grundlage des menschlichen Lebens in Frage gestellt. Wird sie nur als notwendige Ergänzung des Wohlbefindens gesehen – wie die Nacht die Tageshelle notwendig macht –, übersieht man ihre destruktive Gewalt. Es ist also nicht damit getan, nur die eine Seite ihrer Janusköpfigkeit zu sehen und über ihre spannungsgeladene Vielschichtigkeit wohlgemut hinwegzuschreiten. Manch Unglück wird nicht dadurch erleichtert, dass es ans Licht gezerrt wird. Allzu grelles Licht kann einem bedrückten Menschen auch zur Hölle werden. Umgekehrt wird das Dunkel meist besser erträglich, wenn das Licht am Ende des Tunnels erahnbar ist.

Beim Schreiben dieses Buches habe ich versucht, der Versuchung der Einseitigkeit standzuhalten und das Kind – das Leiden – nicht mit dem Bade –

der Krankheit – auszuschütten. Nicht jeder, der niedergeschlagen und erschöpft ist, ist auch krank. Umgekehrt kann aber – wenn ungünstige Bedingungen vorliegen – eine depressive Erkrankung aus alltäglichen Sorgen heraus entstehen. Depressives Leiden ist besser zu verstehen und auch besser zu behandeln, wenn dem Bedrücktsein nicht von vornherein jeder sinnvolle Zusammenhang mit dem Leben genommen wird.

Auch Deprimiertheit und Antriebslosigkeit kann in aussichtslosen Lebenssituationen Sinn machen, wenn jeder Schritt und erst recht jedes Umsichschlagen die aktuelle Gefährdung eines Menschen – angesichts übermächtiger Feinde oder innerer Erschöpfung – noch vergrößert. Was grundsätzlich sinnvoll sein kann, kann aber im praktischen Leben zum Problem werden – sei es, weil der Körper zu stark und anhaltend reagiert, weil jemand aus psychologischen Gründen jede Art von Bedrücktheit als Schwäche ablehnt oder weil Angehörige alarmiert reagieren. Diese verschiedenen körperlichen, psychologischen und sozialen Faktoren können im Einzelfall auch ungünstig zusammenwirken.

Deprimiertheit kann Sinn machen

Das depressive Geschehen ist aber nicht eindimensional. Trotz äußerer Starre ist es voller Dynamik. Deshalb greifen einfache, monokausale Erklärungen meist zu kurz. Hüten muss man sich dort, wo unpersönliche Interessen im Spiel sind, etwa Marketing-Strategien oder gesundheitspolitische Interessen einzelner Gruppierungen. Aber auch Eltern, Partner und Freunde können aus Eigeninteresse eine bestimmte Sichtweise nahele-

Depression ist trotz äußerer Starre dynamisch

gen, weil sie von einer anderen, etwa einer zwischenmenschlichen, zu sehr in Frage gestellt werden. Nicht zuletzt führen kulturelle und gesellschaftliche Umstände dazu, dass ein bestimmtes Depressionsverständnis in den Vordergrund rückt. Dadurch werden Vorurteile verstärkt. Sie dienen nicht selten zur Schuldentlastung der einen und zur Schuldzuschreibung an die andern. Solche geläufigen Vorurteile werden in diesem Buch als Kapitelüberschrift benützt. Das erlaubt mir, diesen Vorurteilen Kapitel für Kapitel die bekannten Fakten entgegenzuhalten. Dadurch wird das Bild der Depression vielschichtiger und facettenreicher. Es geschieht – so hoffe ich – nicht auf Kosten der Klarheit.

Dieses Buch entstand auf Anregung des Verlags Herder. Für die Initiative von Herrn Dr. Rudolf Walter und Frau Judith Mark bin ich sehr dankbar. Sie erlaubte mir, das depressive Geschehen von einer anderen Seite zu beleuchten, als ich es bisher – z. B. in meinem Buch »Welchen Sinn macht Depression?« – tat. Von Vorurteilen und Halbwahrheiten auszugehen, um Depressionen ins richtige Licht zu rücken, hat sich für mich als stimulierende Vorgehensweise entpuppt. Frau Judith Mark hat das Buch hervorragend lektoriert. Auch Frau Dr. Jacqueline Dutli verbesserte engagiert das Manuskript in vielerlei Hinsicht. Frau Inge Mittelholzer und Frau Ines Schibli trugen zu weiteren Verbesserungen bei. Ohne die Hilfe aller Genannten hätte das Buch in der vorliegenden Form nicht entstehen können. Herzlichen Dank.

2

Das Erscheinungsbild

»Depression ist Traurigkeit«

Der Gefühlsverlust in der Depression

Traurigkeit ist ein Grundgefühl, das alle Menschen kennen. Traurigkeit tritt auf, wenn einem Menschen etwas Wichtiges verloren geht. Das kann bei Kindern schon ein Luftballon oder ein Teddybär sein, bei Erwachsenen ein lieber Mensch, eine berufliche Stellung oder eine Idealvorstellung. Traurigkeit bindet. Sie löst bei andern Mitgefühl und Unterstützung aus. Der traurige Ausdruck oder das ergreifende Weinen ist Hinweis dafür, dass jemand Trost und Hilfe braucht.

Tränen sind Zeichen des Lebens. Traurig zu sein setzt Lebenskraft voraus. Wer so erschöpft ist, dass ihm die Vitalität abhanden gekommen ist, kann kaum mehr intensivere Traurigkeit empfinden. Seine Tränen stocken. Seine Mimik erstarrt. Die bindende Botschaft der Traurigkeit geht verloren und verkehrt sich in ihr Gegenteil. Der ermattete Mensch mit eingefrorener Mimik wirkt

Tränen sind Zeichen des Lebens

abgewandt, in sich gekehrt, ja mitunter abweisend.

Depressive Blockade erschwert Kontakt

So wirken auch depressive Menschen, die den Lebensmut verloren haben, auf andere Menschen. Sie erscheinen schwer erreichbar, wie abgekapselt trotz Hilflosigkeit und Verzweiflung.

Wie kommt es denn dazu, dass die depressive Stimmung so oft mit Traurigkeit verwechselt wird? Dem liegt eine längere Geschichte zugrunde, die hier nur verkürzt dargestellt werden soll: In der ersten Hälfte des 20. Jh. wurde der Begriff »Depression« vor allem in Zusammenhang mit der manisch-depressiven Erkrankung gebracht, einer relativ seltenen Störung, bei der betriebsame und euphorische (sog. manische) Zeiten mit schwereren depressiven Phasen abwechseln. Daneben gab es auch den Ausdruck »depressive Neurose«, worunter Verstimmungen infolge innerer Konflikte verstanden wurden. Als eigenständiger Krankheitsbegriff wurde »Depression« aber selten gebraucht. Noch eher wurde in unspezifischer Weise von depressiven Verstimmungen gesprochen, die als Begleiterscheinung aller möglichen psychischen und körperlichen Beschwerden auftraten. Erst im letzten Drittel des 20. Jh. wurde Depression vermehrt zu einer selbständigen Krankheitskategorie. Im angelsächsischen Raum wurde der Begriff einer »minor« (geringeren) und »major« (größeren) Depression geschaffen. Im deutschsprachigen Raum wurde für »major depression« der Begriff »depressive Episode« gewählt. Die »depressive

Minor Depression, Major Depression, Depressive Episode

Episode« wurde neu als Befindlichkeitsstörung definiert, die mit Bedrücktheit, Interesse- und Freudeverlust sowie vermindertem Antrieb einhergeht (und mindestens zwei Wochen anhält).

Diese symptomorientierte Definition, die einen Zustand nur beschreibt, aber ursächlich nicht festlegt, löste also eine frühere ursachenorientierte Diagnostik ab, die das depressive Geschehen entweder als endogenen (bzw. genetischen) Prozess wie die manisch-depressive Krankheit sah oder als neurotischen (bzw. konflikthaften) Prozess wie die depressive Neurose. Nachdem die neuen Kriterien für das Vorliegen einer Depression weiter gefasst wurden, boten sie nun auch Platz für freudlose und antriebsarme Missstimmungen, die man zuvor lediglich als unspezifische Begleiterscheinungen psychosozialer oder körperlicher Probleme verstanden hatte. Die Depression wurde zu einer alltäglichen Störung.

Aus diesem Zusammenhang heraus ist es verständlich, dass Traurigkeit und Angst als diejenigen Emotionen, die im Alltag unter Belastung am häufigsten auftreten, mit »Depression« in Zusammenhang gebracht wurden. Depression wurde immer häufiger als eine besonders schwere Form der Traurigkeit verstanden.
Im krassen Gegensatz zu dieser Auffassung steht die eingangs dargestellte alte ärztliche Erfahrung, dass Menschen mit besonders schwerem Stimmungstief nur noch selten in der Lage sind zu weinen. Für viele Menschen, die – aus welchen Gründen auch immer – über lange Wochen

Neue diagnostische Kriterien

Im Gefühlstief kaum noch Tränen

ein schweres Gemütstief durchmachen, ist es deshalb eine Erlösung, wenn sie wieder in Tränen ausbrechen können.

Zwar gibt es von dieser Regel Ausnahmen, die Grundbefindlichkeit depressiver Menschen ist aber nicht Traurigkeit, sondern Bedrücktheit und Niedergeschlagenheit. Auch wenn der depressiven Schwere und Freudlosigkeit immer wieder traurige Elemente beigemischt sind, so ist diese verbliebene Emotionalität nicht Ausdruck der Störung, sondern Überrest gesunder Aktivität – gleichsam eine Art Gemütsinsel im depressiven Vakuum. Es gilt, sie nicht zu bekämpfen, sondern als vitales Zeichen eher zu schützen.

Schwer depressive Menschen fühlen sich oft dem Tode näher als dem Leben. Ihre Lebensdynamik ist wie angehalten. Sie erleben ihre Gefühle gedämpft oder wie abgestorben, auch wenn sie innerlich quälend unruhig sein mögen.

Diese Herabgestimmtheit des Erlebens und die Empfindung, keinen Elan bzw. keinen Antrieb zu haben, nimmt die heute geltende Krankheitsdefinition der Weltgesundheitsorganisation (WHO) auf, um depressive Episoden in drei Leitsymptomen zu definieren (vgl. Abb. 1). An erster Stelle steht die depressive oder gedrückte Stimmung, wie sich auch das Wort Depression vom lateinischen Begriff »deprimere« – niederdrücken – ableitet. Als zweites kommen Interesseverlust bzw. Freudlosigkeit hinzu, als drittes Antriebsverminderung bzw. erhöhte Ermüdbarkeit.

Abb. 1

Diagnostische Leitlinien der depressiven Episode (nach WHO)
Leitsymptome:

1. Depressive Stimmung: die meiste Zeit des Tages, fast jeden Tag, mindestens während zwei Wochen
2. Verlust von Interesse und Freude
3. Verminderter Antrieb oder gesteigerte Ermüdbarkeit

Zusatzsymptome:

1. Verminderte Konzentration und Aufmerksamkeit
2. Vermindertes Selbstwertgefühl und Selbstvertrauen
3. Gefühle von Schuld und Wertlosigkeit (Selbstvorwürfe)
4. Negative und pessimistische Zukunftsperspektiven
5. Suizidgedanken, suizidales Verhalten, erfolgte Selbstverletzung
6. Schlafstörungen
7. Verminderter Appetit

Der Kern der depressiven Episode ist also viel stärker durch ein kummervolles Innehalten charakterisiert als durch ergreifende und bewegende Traurigkeit. Auch die weiteren (z. T. fakultativen) Symptome, die nach der WHO das Krankheitsbild abrunden, verstärken den Eindruck von Aktivitätsverlust und Kümmernis (vgl. Abb. 1). Es sind: vermindertes Selbstvertrauen, Gefühle von Schuld und Wertlosigkeit sowie pessimistische Zukunftsperspektiven. Diese Zusatzsymptome tragen dazu bei, dass die Motivation zu handeln im depressiven Zustand weiter sinkt. Auch Schlaf- und Appetitstörungen vergrößern die Antriebsschwäche und Erschöpfung.

Kern der Depression: das kummervolle Innehalten

Das Vollbild depressiver Bedrücktheit führt zu Lebensüberdruss und Hoffnungslosigkeit. Todeswünsche und Suizidgedanken können die Folgen sein. Sie machen deutlich, dass schwere Depressionen keineswegs harmlos sind. Bis zu 15 Prozent der schwer erkrankten (und meist mehrfach hospitalisierten) depressiven Menschen nehmen sich das Leben. Bei leichteren, ambulant behandelten Depressionskranken ist der Prozentsatz allerdings viel geringer (vgl. dazu den Abschnitt »Depressionen sind tödlich«, S. 58)

Eine Depression verändert den ganzen Menschen

Eigentliches depressives Leiden verändert in tiefgehender Weise den ganzen Menschen: die Gefühle, das Denken und Verhalten sowie die körperlichen Funktionen bis hin zum Stoffwechsel. Die Fähigkeit zum Erleben von Freude erlischt, das Denken wird kreisend, grüblerisch und selbstanklagend. Zahlreiche Betroffene leiden trotz Erschöpfung unter einer permanenten, qualvollen inneren Erregung mit der Unfähigkeit, sich zu entspannen. Unter Umständen treten Wahngedanken oder Sinnestäuschungen – sog. psychotische Symptome – hinzu. Solche schwerst depressive Menschen sind z. B. der festen Überzeugung zu verarmen, innerlich abzusterben, am Unglück der Welt Schuld zu sein, oder sie vernehmen Stimmen, die ihnen ihre angebliche Wertlosigkeit einreden. Diese Schwerkranken bilden aber nur eine kleine Untergruppe in der Gesamtheit depressiver Menschen. Sie stellen die Ausnahme dar, an denen sich das depressive Geschehen besonders deutlich manifestiert.

Bei den meisten depressiven Menschen sind die geschilderten Symptome weniger stark ausgeprägt. Konsequenterweise ist ihr Krankheitsbild auch nicht so auffällig. Das heißt aber nicht, dass sie am depressiven Ausgebremstwerden nicht leiden. Auch leichtere und mittelschwere Krankheitsformen können einen Menschen unsäglich quälen, insbesondere, wenn die Betroffenen sich keine längere Pause leisten können (etwa Mütter mit kleinen Kindern) oder sich aus Pflichtbewusstsein oder Idealvorstellungen gegen die depressive Blockade erfolglos zur Wehr setzen.

Auch leichte Formen der Krankheit sind quälend

Das Leiden eines Menschen ist nicht nur von der Depressionstiefe abhängig. Auch Lebenssituationen und persönliche Einstellungen spielen eine Rolle. In keinem Fall darf aber depressive Not heruntergespielt werden. So entspricht es ärztlicher Erfahrung, dass ein schwer depressiver Mensch bei Depressionsaufhellung noch verzweifelter wirken kann als zuvor. Zudem ist die Leidensfähigkeit von Mensch zu Mensch unterschiedlich groß.

Für die Diagnose einer Depression genügt es nicht, nur einen Fragebogen anzuwenden, der die oben aufgeführten Symptome erfasst. Die Grenze zwischen Deprimiertheit und Depression ist fließend, sodass das Abfragen einzelner Beschwerden ein falsches Bild ergeben kann, denn mit solchen Fragebögen werden auch normale Stimmungsschwankungen sowie anhaltende Stimmungsveränderung leichterer Art erfasst. Es ist deshalb für die Diagnose einer depressiven

Fließende Übergänge zwischen Deprimiertheit und Depression

Episode zwingend, dass in einer ausführlichen medizinischen und psychologischen Untersuchung der Schweregrad und die Zeitdauer des Stimmungstiefs und seine innerpsychischen und sozialen Konsequenzen mit ermittelt werden. Zudem ist auszuschließen, dass es sich um eine Trauerreaktion, die Folge einer körperlichen Erkrankung oder um die Konsequenz eines Missbrauchs von Alkohol, Drogen oder Medikamenten handelt. Bei einem solchen Vorgehen erhält nur ein Viertel der mit Fragebögen ermittelten »depressiven« Personen die Diagnose einer depressiven Episode

Im diagnostischen Prozess ist zu berücksichtigen, dass die Depression viele Gesichter hat. Mit den diagnostischen Kriterien der WHO (vgl. Abb. 1) kann nur der Kern des depressiven Syndroms, nicht aber die von Person zu Person unterschiedliche Hülle erfasst werden. So einheitlich der depressive Kern erscheint, so vielgestaltig ist die Schale.

Das diagnostische Manual der WHO erlaubt das depressive Geschehen in weitere Subtypen aufzuteilen (vgl. Abb. 2). Die zuletzt aufgeführte manisch-depressive Erkrankungsform (sog. bipolare affektive Erkrankung) unterscheidet sich in vielerlei Hinsicht von rein depressiven Störungen und ist auch nicht in gleicher Weise wie eine depressive Episode zu behandeln.

Abb. 2

Depressionstypen

1) Episodische Störung (typisch)
vorübergehende, einmal oder rezidivierend auftretende
Erkrankungsform mit typisch depressivem Bild
(z. B. Schlaflosigkeit); meist akut auftretend

2) Atypische Depression
– abendliches Stimmungstief
– Stimmungsaufhellung auf positive Ereignisse
– Schlaf- und Appetitsteigerung

3) Melancholische Depression
mit somatischen Symptomen
– frühmorgendliches Erwachen mit Morgentief, Tagesrhythmik
– Appetit-, Gewichts- und Libidoverlust

4) Psychotische Depression
über einfühlbare und verständliche Reaktionsweise hinaus-
gehend; mit Wahnideen einhergehend

5) Saisonale Depression
meist auf Wintersaison beschränkte Depression mit häufig
gesteigertem Schlaf- und Essbedürfnis

6) Bipolare affektive Störung
im Langzeitverlauf neben depressiven Episoden auch manische
Zustände auftretend

Weil es sich bei der manisch-depressiven Erkrankung um eine spezifische Störung handelt, die
mit rein depressiven Verläufen nicht zu vergleichen ist, wird sie in diesem Buch nur kurz erwähnt (vgl. Abb. 3).

Nicht vergleich-
bar: rein depres-
sive Verläufe
und manisch-
depressive
Erkrankung

Abb. 3

Gegenüberstellung depressiver und manischer Symptome

	depressive Symptome	manische Symptome
Stimmung	gesenkt, leer	gehoben, gereizt
Reagibilität	eingeengt	ungezügelt
Angst	stark	fehlend
Antrieb	gehemmt	vermehrt
Denken	verlangsamt	beschleunigt, ideenflüchtig
Sprechtempo	vermindert	vermehrt
Suizidgedanken	häufig	sehr selten
Einstellung	Selbstkritik, verminderter Selbstwert	Kritik an anderen, betonter Selbstwert
Appetit	vermindert	eher vermehrt
Sexualität	vermindert	vermehrt
Schlaf	reduziert (unerwünscht)	reduziert (erwünscht)
Zeitempfinden	auf Vergangenes ausgerichtet	zukunftsorientiert

Der Verlauf der manisch-depressiven Erkrankung ist ungünstiger. Die Wahrscheinlichkeit, dass ein Rückfall auftritt, ist mit 90 Prozent sehr hoch. Männer sind im Unterschied zu reinen Depressionen ebenso häufig betroffen wie Frauen. Die genetische Disposition zur manisch-depressiven Erkrankung ist höher und spezifischer als diejenige zu rein depressiven Störungen. Manische Episoden

DAS ERSCHEINUNGSBILD

haben andere und oft sozial weitreichendere Konsequenzen als depressive Episoden, weil manische Menschen überaktiv sind, zu heftigen Gefühlsausbrüchen neigen, sich selber überschätzen und infolge ihres Mangels an Selbstkritik oft Geschäftsabschlüsse tätigen oder andere Verhaltensweisen zeigen, die sie und ihre Familien schädigen.

In analoger Weise findet auch die sog. Dysthymie (früher depressive Neurose genannt) als anhaltende leichte depressive Verstimmung nur kurz Erwähnung. Die milden depressiven Symptome sind hier so sehr Teil des Alltagslebens, dass Betroffene sie oft zu sich gehörig empfinden und unter dem Eindruck stehen, »schon immer so gewesen zu sein«. Erst wenn zu einer solchen anhaltenden leichten Verstimmung eine schwerere depressive Episode hinzukommt, fühlen sich die Betroffenen oft richtig krank.

Dysthymie

Das Spektrum der depressiven Störungen umfasst viele Besonderheiten und Verlaufstypen. Die Kernsymptomatik entspricht aber immer einer Empfindung der Hemmung oder Schwere und dem Eindruck der Verlangsamung, also jener leidvollen Grundempfindlichkeit, die auch in den deutschen Worten »Schwermut« und »Schwernehmen« enthalten ist. Das Ausmass und der zeitliche Verlauf von Bedrücktheit und Antriebslosigkeit entscheidet über den Schweregrad der Erkrankung. Diese Dosierungsregel gilt nur für die depressive Stimmungslage, nicht aber für das Gefühl der Traurigkeit. Hier verhält es sich gerade umgekehrt: Je schwerer eine Depression ist, desto weniger kann (versteckte) Traurigkeit erfahren werden.

Das Spektrum depressiver Störungen

»Depression ist Trägheit oder Faulheit«

Die Aktionshemmung in der Depression

Im Mittelalter wurden Menschen, die träge waren, der Todsünde Akedia – des Überdrusses bzw. der Trägheit – bezichtigt. Darunter waren nicht wenige Menschen, die an depressiven Verstimmungen litten. Die aufgeklärte Moderne hat sich zwar vom Mittelalter distanziert. Sie hat aber unterschwellig und unbemerkt viele der damaligen Überzeugungen in säkularisierter Form übernommen und weiter getragen. So ist träge zu sein zwar keine Todsünde mehr. Aber den negativen Beigeschmack hat es nicht verloren. Manche Historiker sind sogar der Auffassung, dass mangelnder Leistungswille bzw. Trägheit in der Spätmoderne noch stärker diskriminiert wird, als dies im Mittelalter der Fall war.

Mangelnder Leistungswille: Die Todsünde der Spätmoderne?

Zweifelsohne sind depressive Menschen verlangsamt und interessearm und wirken dadurch träge. Sie sind es aber gegen ihren Willen. Nichts wäre ihnen lieber, als wieder aktiv sein zu können. Deshalb ist es nicht nur – auch nach religiöser Auffassung – falsch, sie als schlecht oder sündig zu beurteilen (weil zur christlichen Auffassung von Sünde ein Willensentscheid gehört). Es ist auch widersinnig, an ihren Willen zu appellieren. Dadurch wird ihr Problem, wie wir noch sehen werden, eher größer als kleiner.

Trotzdem werden Depressionen immer wieder mit willentlicher Trägheit oder Faulheit in Zusammenhang gebracht. Auch in der Spätmoderne laufen wir Gefahr, das depressive Geschehen von vornherein und unbesehen zu verteufeln. Statt es aber als Sünde zu diskriminieren, pathologisieren wir auch die leichteste depressive Verstimmung. Wo Sünde (im religiösen Verständnis) war, ist jetzt eine Krankheit (in medizinischem Sinne). Gesundheit wird mit völligem Wohlergehen gleichgesetzt, obwohl gerade ein Umgang mit leichterem depressivem Unwohlsein eine Voraussetzung für wirkliches Gesunden sein könnte. Gewiss, Depressionen sind sehr ernst zu nehmen. Sie können sich zu schwersten Krankheiten entwickeln. Das ist aber kein Grund, jegliches Deprimiertsein und auch umkehrbare Übergänge zu leichteren depressiven Verstimmungen einem Krankheitsprozess zuzuordnen, den es an der Wurzel auszurotten gilt. Vielmehr wachsen, wie wir gesehen haben, Depressionen aus dem Gesunden heraus. Zu diesem Gesunden gehört aber gerade eine Reaktionsfähigkeit, die das Deprimiertsein über Ungerechtigkeiten und Verletzungen nicht ausschließt.

Von der Sünde zur Krankheit

Es macht Sinn, Demütigungen und Kränkungen nicht einfach wegzustecken und so zu tun, als wäre nichts geschehen. Es scheint sogar evolutionär zweckvoll, wenn ein Mensch in hilflosen, überfordernden Situationen innehält und sich nicht in blinder Wut verausgabt, sondern still hält (»träge« ist) und damit Energie spart.

Der Sinn des Innehaltens

In den letzten Jahren ist durch verschiedene Arbeitsgruppen – die eigene eingeschlossen – belegt worden, dass der Schweregrad der psychomotorischen Hemmung – also die Verlangsamung im Denken und Handeln, mithin die depressive »Trägheit« – eng mit der Depressionstiefe zusammenhängt. Je schwerer eine Depression ist, desto stärker ist eine Person im Bewegungsablauf gehemmt und psychisch gelähmt. »Trägheit« – im Sinne von Unvermögen zu reagieren und zu handeln – gehört also durchaus zur Depression. Aber eben nicht als willentliche Entscheidung, sondern als verselbständigte Reaktionsweise des Organismus. Um Verwechslungen mit dem ärztlichen Sprachgebrauch zu vermeiden, sollte diese Art des unwillkürlichen Träge-gemacht-Werdens aber besser »Blockade« oder »Aktionshemmung« genannt werden.

Besonders eindrücklich hat einer meiner Patienten, der Schweizer Filmemacher Rolf Lyssy, die Erfahrung dieser depressiven Hemmung in seinem Buch „Swiss Paradise" beschrieben. Der erfolgsgewohnte Künstler – der u. a. den äußerst populären Film „Die Schweizermacher" realisierte – geriet in eine schwere Depression, die einen mehrmonatigen Aufenthalt in meiner Klinik nötig machte, als er an einem für ihn wichtigen Filmprojekt scheiterte. Rolf Lyssy schildert eindrücklich, wie er trotz vieler Widerstände lange Zeit an dem Projekt festhielt. Erst die zunehmende „depressive Lähmung" hinderte ihn, an seinem aussichtslos gewordenen Projekt weiterzuarbeiten. Schließlich akzeptierte er, dass ihn die Realisierung dieses Lebensziels versagt blieb. Sein Buch ist ein eindrückliches und schonungsloses Dokument depressiver Not: „Es war, als ob ich ständig über die eigene Schulter schauen und jede Sekunde von neuem über mich selbst erschrecken würde." – „Das Lächerlichste auf der Welt: Hörer abnehmen, Nummer wählen, warten, bis sich am andern Ende der Leitung eine Stimme meldet. Es ging nicht. Es ging einfach nicht. Und das zu realisieren war die reinste seelische Folter."

Er schrieb das Buch, nachdem es ihm wieder besser ging und er versuchen konnte, Rückschau zu halten und seine Depression autobiografisch einzuordnen. Er vergleicht das depressive Geschehen mit einer Krake, die aus der Tiefe aufsteigt und alle Gefühlszugänge blockiert. Er meint aber auch: „Ich habe die Depression überstanden und bin sensibilisiert … und ich stehe zu meinen Ängsten."

Blockade der Gefühlszugänge

Für depressiv erkrankte Menschen ist es wichtig, ein Bild, ein Symbol oder eine Vorstellung von dem zu haben, was ihnen geschieht. Häufig wird depressiven Menschen von Ärzten mitgeteilt, dass sie an einer Stoffwechselstörung oder an einem Serotonin-Mangel leiden. Diese (nicht immer korrekte) Erklärung ist zu rational, um Betroffene emotional zu erreichen. Sie spricht nicht zu ihren Herzen und entspricht nicht ihrem Erleben. Was sie erfahren, gleicht eher der bildhaften Erklärung, von ihrem Organismus ausgebremst zu werden. Es ist, als ob der Körper ein reibungsvolles Bremsmanöver eingeleitet habe. Solange sich die Bremse nicht lösen lässt, führt jedes wil-

Die Depression als Bremsmanöver

lentliche Ankämpfen nur zu größerer Spannung und Erschöpfung. Es ist, um im Bilde zu bleiben, so, wie wenn bei angezogener Handbremse Gas gegeben wird: Der Motor heult auf, ohne dass sich das Auto vom Fleck bewegt. Mehr Erfolg verspricht, Ruhe zu bewahren, weil sich die angezogene Bremse bei Abkühlung oder Entspannung spontan wieder löst. Meist ist aber ein therapeutischer Eingriff nötig, um die Bremse zu lockern.

Depression als »Winterzeit«

Weniger mechanistisch ist der Vergleich der depressiven Aktionshemmung mit dem Zustand der Natur im Winter. Viele Säugetiere senken im Winter ihren Stoffwechsel und ihre Aktivität oder machen einen Winterschlaf, um in der Kälte zu überleben. Pflanzen verlieren ihre Blätter und sind erst im Frühling wieder in der Lage, Blätter sprießen zu lassen und zu blühen. Nach überstandenem Winter – so verheißt dieser Vergleich – löst sich auch die depressive Starre wieder, wie Tiere und Pflanzen im Frühling wieder zu neuem Erleben erwachen, ohne dass die winterliche Erstarrung ihnen Schaden zufügen konnte.

Solche gleichnishaften Bilder haben Symbolcharakter und ersetzen keine wissenschaftlichen Erklärungen. Sie stimmen aber recht gut mit biologischen Befunden bei depressiven Personen überein. Darauf soll im Kapitel »Ursachen« näher eingegangen werden. Hier sei nur kurz vermerkt, dass die Muskelkraft von depressiven Menschen entsprechend der Depressionstiefe abnimmt, dass der Gang langsamer, kurzschrittiger und manchmal unsicherer wird, dass die Stimme an Kraft verliert und Mimik und Gestik er-

Körperliche Auswirkungen der Depression

starren. Auch die Haut erschlafft und verliert an elektrischem Widerstand. Die Aktivität des vegetativen Nervensystems erscheint generell herabgesetzt. Neben sexueller Aktivität und Appetit nimmt auch der körperliche Grundumsatz ab, es wird deutlich weniger Zucker verbrannt (was v. a. bei Diabetikern problematisch ist). Insgesamt bewirkt das depressive Geschehen eine Abnahme des Energiehaushaltes und eine Beeinträchtigung der Handlungsbereitschaft und Aktionsfähigkeit.

Handlungsbereitschaft und Aktionsfähigkeit nehmen ab

»Depressive Menschen sind selbstbezogen und destruktiv«

Das negative Denken in der Depression

Die Gedanken kreisen

Depressive Menschen können sich schlecht von dem lösen, was sie umtreibt. So bleiben sie z. B. auf einen schmerzhaften Verlust völlig fixiert. Ihre Gedanken kreisen wie ein Karussell um das Verlorene. Sie haben wenig oder keine Hoffnung, zu einem späteren Zeitpunkt einmal ohne das auszukommen, was sie vor kurzem verloren haben. Dadurch werden ihre Gedanken wie festgehalten. Sie lassen das Vergangene nicht Vergangenheit sein und geben der Zukunft keine Chance. Dieses Unvermögen, loslassen zu können, kann den Eindruck erwecken, dass depressive Menschen selbstbezogen und destruktiv sind.

Die Wendung nach innen

Kann aber realistisch erwartet werden, dass sich depressive Menschen angesichts der erfahrenen Handlungsunfähigkeit keine Sorgen um sich selbst machen? Darf davon ausgegangen werden, dass sie ihren Blick und ihre Gedanken frei schweifen lassen, wenn sie sich in ihrer Bewegungsfähigkeit eingeschränkt und wie von einer Sorgenlawine zugedeckt fühlen? Manche Psychologen und Psychoanalytikerinnen (wie E. Gut und E. McGrath) haben darauf hingewiesen, dass die Depression zu einer Beschäftigung mit dem eigenen Inneren zwingt, ja diese Wendung nach Innen sogar zum evolutionären Programm der Depression gehöre. Wenn die Außenwelt zu belastet ist, kann es unumgänglich sein, bei sich selbst einen Ausweg zu suchen und in kreisenden Erinnerungen und Gedanken ein bisher noch nicht entdecktes Schlupfloch ausfindig zu machen.

Die Gefahr dieses selbstbezogenen Ringens besteht – bei äußerer Immobilität – darin, immer wieder dem Schmerz der psychischen Leere ausgesetzt zu sein und tiefer in den Treibsand der Depression zu versinken. Dann verändert sich das Denken ganz zum Negativen hin. So hat Aaron Beck, der die kognitive Psychotherapie entwickelt hat, das depressive Denken generell als negativ charakterisiert. In der Tat finden sich negative Gedanken vor allem in dreierlei Hinsicht: Erstens bezüglich der eigenen Person (»Ich bin unfähig und wertlos«), zweitens bezüglich der Umwelt (»Die Andern verachten mich wegen meiner Schwäche«), drittens bezüglich der Zukunft (»Es gibt keine Chance für mich, es wird sich nichts ändern«). Dieses negative Denken neigt zu Verallgemeinerung, zur sog. Generalisierung. Es wird dann nicht mehr gesehen, was allenfalls noch möglich oder zu verändern wäre. Wie auch eigene Untersuchungen gezeigt haben, ist dieser Pessimismus und Fatalismus im Wesentlichen auf die Depressionszeit beschränkt. Die Abwertung der eigenen Möglichkeiten weicht bei Depressionsaufhellung einer optimistischeren Sichtweise. Denken und Fühlen gehen parallel. Wer sich besser fühlt, denkt auch positiver und umgekehrt. Es ist demnach nicht ungefährlich, sich in negative Gedanken zu verlieren. Kommen Selbstvorwürfe hinzu – etwa der Vor-

Alles erscheint negativ

Generalisierung

wurf, falsch gehandelt oder eine Gelegenheit verpasst zu haben –, geht also Grübeln in Hadern über, so nimmt der depressive Rückzug noch zu. In einem solchen Fall besteht das Risiko, dass sich Betroffene in einen selbst gesponnenen Kokon einpuppen, aus dem sie sich selber nicht mehr befreien können. Erst wenn ihnen Erschöpfung und Resignation die Kraft nehmen oder besser, wenn eine therapeutische Befreiung erfolgt, kann das verzweifelte Ringen mit sich selbst allenfalls ein Ende finden.

Dass akzeptierendes Nachgeben auch helfen kann, erscheint nur so lange paradox, wie der menschliche Wille ausschließlich positiv eingeschätzt wird. Gerade Menschen mit starkem Willen können unter einer depressiven Aktionshemmung besonders schwer und anhaltend leiden, wenn ihnen versagt bleibt, hinzunehmen, was nicht zu ändern ist. Sie kämpfen dann erbittert gegen die ihnen aufgezwungene Blockade an und ernten dafür nur Enttäuschung. Der menschliche Wille kann der Lösung eines Problems dann im Wege stehen, wenn er von unerfüllbaren Erwartungen und Vorstellungen ausgeht.

Der französische Soziologe Alain Ehrenberg sieht in Übereinstimmung mit Aussagen in meinem Buch „Welchen Sinn macht Depression?" die depressive Entwicklung als eine mögliche Form von Selbstüberforderung an. In seinem Werk „Das erschöpfte Selbst" interpretiert er den enormen Bedeutungszuwachs der Depression im letzten halben Jahrhundert als Ausdruck der ver-

mehrten Individualisierungs- und Autonomie-
bestrebungen, die den spätmodernen Menschen
bei beginnender Aktionshemmung allein auf
sich gestellt lassen und sein Leiden nicht mehr in
ein kulturelles Sinngewebe einbetten. Die Depression wird dann zu einer Krankheit, die das
Ich bedroht. Statt eine Person in einer Gemeinschaft bestenfalls vor äußeren Gefahren und sozialen Überforderungen zu schützen, liefert sie
das autonome und vereinzelte Subjekt sich selber aus.

Bedrohung des Ich

In meiner klinischen Tätigkeit mache ich die Erfahrung, dass sich depressive Menschen heute
gegenüber Mitmenschen weniger schuldig fühlen als früher, dafür aber umso mehr darunter
leiden, ihren Selbstansprüchen nicht gerecht zu
werden. Sie tendieren eher dazu, darüber ent-
täuscht zu sein, dass ihr Leben als Selbstexperi-
ment aus depressiven Gründen zu scheitern
droht, als dass sie sich Selbstvorwürfe machen.
Viele empfinden sich weniger als Versager denn
als Opfer eines Geschehens, das ihnen die Le-
bensfreude und Durchschlagskraft versagt. Entsprechend dieser Einschätzung sucht ein wach-
sender Teil auch nur leicht verstimmter Personen
medizinische und vor allem medikamentöse
Hilfe, um wieder leistungsfähig zu werden und
die Lebenslust zurückzugewinnen. Aus Sorge
um sich selbst nehmen sie ein Hilfsangebot an,
das die eigene Suche und Infragestellung nicht
ins Zentrum stellt, sondern mit pharmazeuti-
schen Mitteln das beseitigen soll, was sie in ihrer
Autonomiebestrebung unmittelbar behindert.

**Weniger Schuld-
gefühle, mehr
enttäuschte
Erwartungen**

Aus alledem ist der Schluss zu ziehen, dass der Vorwurf von Ichbezogenheit an die Adresse depressiver Menschen deplaziert ist. Vielmehr setzt die Selbstorientierung – die Ich-Falle der Spätmoderne – depressiv gefährdete Menschen einer besonderen Belastung aus. Die gesellschaftliche Betonung individueller Selbstverantwortung kann bei beginnender depressiver Blockade Menschen dazu verführen, ihre Anforderungen an sich selber noch zu steigern. Umgekehrt kann eine kritische und von vertrauten Mitmenschen unterstützte Sorge um sich selbst dazu beitragen, sich in depressivem Zustand nicht zu übernehmen und unterscheiden zu lernen, was noch bewältigt werden kann und was die eigenen Möglichkeiten übersteigt.

Die Ich-Falle der Spätmoderne

Die Verbreitung

»Depression ist eine Wohlstands- und Modekrankheit«

Zur Häufigkeit von Depressionen in verschiedenen Schichten und Kulturen

Die Zunahme von Depressionsbehandlungen in der westlichen Wohlstandsgesellschaft der letzten Jahrzehnte verführt leichthin zum Schluss, Depressionen seien eine Modeerscheinung unter verwöhnten Menschen und Nationen. Tatsächlich treten aber Depressionen häufig in benachteiligten Bevölkerungsschichten auf, insbesondere bei Arbeitslosen, Menschen mit geringem Einkommen oder bei mehrfach belasteten Personen.

Besonders gut untersucht sind die Folgen von Arbeitslosigkeit. Weit über 50 Studien aus unterschiedlichen Ländern weisen übereinstimmend darauf hin, dass ein erhöhter Prozentsatz der Arbeitslosigkeit die Häufigkeit von Depressionen in der Bevölkerung erhöht. Neueste Untersuchungen belegen zusätzlich, dass auch die Arbeitsplatzunsicherheit, mithin die Angst vor Arbeits-

Hohe Arbeitslosigkeit erhöht die Depressionsrate

losigkeit, die Depressionsrate erhöht. Verlaufsstudien zeigen darüber hinaus, dass die Erhöhung der Depressionsrate unter Arbeitslosen
nicht allein auf persönliche Faktoren oder auf
schon früher aufgetretene Depressionen zurückzuführen sind, sondern dass der drohende oder
bereits eingetretene Verlust von Arbeit nachweislich das psychische Gleichgewicht stört und
häufig Depressionen auslöst.

Soziale Belastungen

Auch andere soziale Belastungen stehen in engem
Zusammenhang mit der Depressionsrate. So weisen nach einer WHO-Studie afrikanische Länder
mit großer Armut und instabilen politischen Verhältnissen – wie z. B. Simbabwe – eine bis 10-fach
so hohe Depressionsrate auf im Vergleich zu euro-
päischen Landgebieten mit stabilen und sicheren
Verhältnissen – wie z. B. der Norden Spaniens.

In Wohlstandsgesellschaften sind jene Bevölkerungsgruppen am häufigsten von Depressionen
betroffen, die besonders stark mit belastenden Lebensereignissen – sog. life events – wie schwerwiegende finanzielle, familiäre oder Wohnpro-

Familienstand und Depression

bleme – zu kämpfen haben. So haben getrennte,
geschiedene oder verwitwete Menschen deutlich
häufiger Depressionen als verheiratete Personen.
Gut überprüft ist auch der Befund, dass vor allem
Frauen mit kleinen Kindern ohne Unterstützung
durch den Partner häufiger an Depressionen erkranken (vgl. nächstes Kapitel).

Schon aufgrund dieser repräsentativen Untersuchungen ist zu schließen, dass Depressionen viel

stärker auf soziale Problemfelder hinweisen, als dass sie eine bloße Modeerscheinung in Wohlstandsgesellschaften darstellen. Zudem ist zu berücksichtigen, dass gerade Menschen in gesicherten Verhältnissen von sozialen Umbrüchen besonders stark betroffen sein können. So konnte ich in der an Wohlstand gewöhnten Schweiz beobachten, wie der sozioökonomische Umbruch und die soziale Destabilisierung im letzten Jahrzehnt manche Menschen, die vorher mit ihrer Lebenssituation noch knapp zurechtkamen, depressiv werden ließ. Zunehmend verunsichert und schließlich depressiv reagierten u. a. Personen, die ihre Arbeit routiniert erledigen können, wenn sie nicht unter Druck kommen und wenn sie die nötige soziale Sicherheit haben. Durch die neoliberale Wende verloren sie ein Stück weit, was ihnen vorher Halt gab. Nun hatte Treue und lange Berufserfahrung plötzlich weniger Wert. Stattdessen wurden Flexibilität, Mobilität und Kommunikationsfähigkeit hoch bewertet. Dieser Wertewandel ging mit eingreifenden Umstrukturierungen am Arbeitsplatz einher, die diese Menschen überforderten und schließlich zur depressiven Erschöpfung beitrugen.

Wirtschaftlicher Umbruch, soziale Destabilisierung

Hilflos machende Situationen treffen nicht nur sozial benachteiligte Menschen (diese allerdings in besonderer Weise). Auch bei finanziell besser gestellten Personen – bzw. in Ländern mit hohem wirtschaftlichem Niveau – können belastende Umstände, etwa ein Wirtschaftsumbruch, Depressionen hervorrufen. Von Depression als Modeerscheinung kann nicht gesprochen werden,

Was hilflos macht, kann depressiv machen

wenn Menschen krisenhaft aus dem Gleichgewicht geworfen werden und in Hilflosigkeit
erstarren. An der Psychiatrischen Universitätsklinik Zürich ist die Zahl der depressionsbedingten Einweisungen zwischen 1991 und 2006 um
das Vierfache gestiegen. In Deutschland erhiel-
ten 2003 fast doppelt so viele (+ 43 Prozent) Menschen ein Antidepressivum als 5 Jahre zuvor. In
den USA haben sich die antidepressiven Behandlungen im letzten Jahrzehnt verdreifacht. Diese
eindrückliche Zunahme lässt sich nicht allein auf
den Wirtschaftsumbruch und gesellschaftlichen
Wertewandel zurückführen. Auch der Einfluss
therapeutischer Fortschritte ist zu berücksichtigen. Gesellschaftliche Tendenzen wie zunehmende Mobilität, Flexibilisierung und Vereinze-
lung bzw. abnehmende soziale Integration bzw.
berufliche und familiäre Stabilität dürfen aber
nicht vernachlässigt werden.

Modisch an der Depression ist allenfalls die zeit-
abhängige Interpretation des Begriffs. So passt
die aktuell im Vordergrund stehende Deutung
der depressiven Verstimmung als Gehirnstörung
nicht nur zur Technikorientierung der Spätmoderne, sondern auch zu den derzeit vorherrschenden Werten der westlichen Industrienatio-
nen. Statt auf die zwischenmenschlichen und

sozialen Elemente zu achten, wird das depressive
Geschehen im Elfenbeinturm »Gehirn« eingeschlossen und individualisiert. Dadurch verliert
das depressive Geschehen das konflikthafte Element, das dem individuellen Selbst (lat. individuum = unteilbar) zu widersprechen scheint.

Andere Kulturen haben für das depressive Erleben nicht nur andere Begriffe. Sie teilen auch die abendländische Gleichstellung von Gesundheit mit subjektivem Wohlergehen und individueller Durchsetzungsfähigkeit nicht. So beurteilen ostasiatische Kulturen, welche die Gemeinschaft über das Individuum stellen, depressive Verstimmungen weniger als ein isoliertes Geschehen bei einer Person, als ein zwischenmenschliches oder sogar kosmisches. Für viele Chinesen ist Depressivität vegetativer Ausdruck einer gestörten Harmonie. Sie klagen über Kopfschmerz, Schwindel und Kraftlosigkeit, aber kaum über Niedergeschlagenheit. Auch in vielen andern asiatischen, afrikanischen und südeuropäischen Kulturen berichten depressive Menschen kaum über psychische, sondern hauptsächlich über körperliche Beschwerden. Das hat weniger damit zu tun, dass sie auf diese Weise Zugang zu den örtlichen Behandlungssystemen finden, sondern vor allem mit einem anderen kulturellen Verständnis und Erklärungsmodell von Krankheit. Auch schließt die Betonung körperlicher Beschwerden im Übrigen keineswegs aus, dass in diesen Kulturen der Zusammenhang zwischen Depressivität und sozialer Belastung gesehen wird. Im Gegenteil. Depressionsartige Zustände gelten in den meisten Kulturen als verständliche Reaktionen auf existenzielle Grunderfahrungen wie schmerzhafte Verlustsituationen oder trostloses Scheitern an eigenen Lebenszielen.

Depression in anderen Kulturen

Depression und existenzielle Grunderfahrungen

»Depression ist eine Frauenkrankheit«

Zur Geschlechtsverteilung von Depressionen

Zur männlichen Abwehr von Deprimiertheit und Depression passt die Überzeugung, das depressive Geschehen treffe v. a. Frauen. Das Problem der berufstätigen Männer und insbesondere der Manager sei der Herzinfarkt. Wenn schon ein psychisches Problem bei Männern auftrete, dann sei es Burnout als Ausdruck beruflicher Aufopferung.

Tatsächlich sind Männer und Frauen von psychischen Krankheiten statistisch unterschiedlich betroffen. Angststörungen und Depressionen treten bei Frauen doppelt so häufig auf wie bei Männern. Aber es kann keine Rede davon sein, dass Männer nicht auch sehr häufig depressiv werden. Wenn 8 Prozent der Männer einmal im Verlauf eines Jahres depressiv werden, trifft es in Deutschland 7 Millionen und in der Schweiz 700 000 Einwohner. Zudem fällt – nach neueren Analysen von Krankenkassendaten – der Geschlechtsunterschied der Depressionshäufigkeit in der jüngeren Generation geringer aus. Auch lassen sich jüngere Männer und neuerdings auch Jugendliche männlichen Geschlechts zunehmend häufiger wegen Depressionen behandeln. Es lässt sich also ein leichter Trend zur Geschlechteranpassung feststellen.

Depressionen: bei Frauen doppelt so häufig

Trotzdem kämpfen Frauen deutlich häufiger und oft auch anhaltender mit Depressionen. Der Grund ist nicht genau bekannt. Es müssen weiterhin verschiedene Einflüsse diskutiert werden, die sich gegenseitig potenzieren können. Als erstes kann eine Rolle spielen, dass Frauen offener über depressive Verstimmungen berichten, während Männer diesbezüglich zurückhaltender sind. Frauen verschweigen dafür eher für sie stigmatisierende Alkoholprobleme, über die Männer leichter sprechen können. Dabei dürfte mitspielen, dass depressiv sein als feminin oder unmännlich gilt. In einer großangelegten Befragung (vgl. Kühner 2006) äußerten Männer auch die Befürchtung, psychisch etikettiert zu werden, wenn sie eigene emotionale Konflikte ansprächen. Alkoholprobleme empfanden sie als weniger stigmatisierend. Es könnte also sein, dass sich depressive Not bei Männern hinter einem Missbrauch von Alkohol und andern Substanzen versteckt. Tatsächlich lassen sich Alkohol- und Drogenabhängigkeiten deutlich häufiger bei Männern finden. Allerdings dürfte das statistische Überwiegen des weiblichen Geschlechts bei Depressionen damit nicht vollständig erklärt sein, denn unabhängig vom kulturellen Hintergrund lag in einer Studie in allen untersuchten Ländern der Frauenanteil bei depressiven Erkrankungen deutlich höher.

Anders verhält es sich bei Burnout, von dem Männer ebenso häufig betroffen sind. Burnout und Depression gehen aber Hand in Hand. Alle bisher durchgeführten Studien legen einen en-

Warum sind Frauen häufiger betroffen

Alkohol und Drogen: die männliche Form der Depression?

Burnout und Depression – Hand in Hand

gen Zusammenhang nahe. Bei der Erfassung mittels Fragebogen lassen sich Burnout und Depression nicht scharf voneinander trennen. So beruht die Unterscheidung von Burnout und Depression weniger auf einer unterschiedlichen Symptomatik, sondern darauf, dass diese Erkrankungen aus unterschiedlicher Perspektive gesehen werden. Bei depressiven Menschen stehen Bedrücktheit und Antriebsstörung im Vordergrund. Menschen mit Burnout erleben ihre Arbeitssituation negativ und leiden vor allem unter emotionaler Erschöpfung und reduzierter persönlicher Leistungsfähigkeit. Da aber davon ausgegangen wird, dass besonders engagierte und willige Arbeitnehmer von Burnout betroffen sind, können Männer die Diagnose Burnout eher akzeptieren als die Diagnose Depression, die sie vielfach als abwertend erleben.

Als zweites ist der Unterschied zwischen den Geschlechtern in genetischer und hormoneller Hinsicht zu bedenken. Früher wurde diesen Unterschieden großes Gewicht zugemessen. Man dachte: »Frauen ticken anders«, sei es genetisch oder hormonell. Folglich seien sie für das depressive Geschehen auch unterschiedlich disponiert. **Das genetische Risiko: für beide Geschlechter vergleichbar** Sorgfältige Untersuchungen haben aber ergeben, dass das genetische Risiko, an einer Depression zu erkranken, für beide Geschlechter vergleichbar ist.

Bisher ist es auch nicht gelungen, die erhöhte Depressionsrate von Frauen generell mit hormonellen Einflüssen zu erklären. So geht der Anstieg

oder die Abschwächung von weiblichen Ge-
schlechtshormonen (Östrogen und Progesteron) in
der Pubertät oder in der Menopause nicht durchge-
hend gehäuft mit einem Anstieg von Depressionen
einher. Stärker als die Geschlechtshormone korre-
lieren die Unzufriedenheit mit dem eigenen Kör-
perbild und zwischenmenschliche Probleme, die
in diesen Übergangszeiten vermehrt auftreten, mit
der Depressionshäufigkeit. Deshalb wird der Anstieg der Depressionsrate in der Pubertät bei Mädchen eher mit einem Zusammenspiel biologischer,
psychologischer und sozialer Faktoren erklärt.

Hormonelle Ein-
flüsse: nicht die
einzige Ursache

Was die Menopause betrifft, so hat sich die frühere Annahme nicht bestätigt, dass Frauen in
dieser Zeit vermehrt an Depressionen erkranken.
Einzig Frauen, die schon früher depressive Episoden erlebt haben, weisen ein erhöhtes Rückfallrisiko auf. Auch tritt bei diesen Frauen die Menopause tendenziell früher ein.

Die schwere Form der einige Tage dauernden
Verstimmung vor den Monatsblutungen – das
sog. prämenstruelle dysphorische Syndrom
(PMDD) –, unter dem manche Frauen in gebärfä-
higem Alter leiden, wurde früher zahlenmäßig
ebenfalls überschätzt. Sie trifft ca. 1–5 Prozent
der Frauen und dürfte mit einer erhöhten Emp-
findlichkeit für Veränderungen der Geschlechtshormone zusammenhängen. Doch entspricht sie
keiner eigentlichen Depression.

Prämenstruelles
dysphorisches
Syndrom

Die bei Frauen nach der Geburt eines Kindes mitunter auftretenden »Heultage« – der sog. Post-

partum Blues, auch »Babyblues« genannt, der mit dem Absinken der Geschlechtshormone nach der Geburt zusammenhängt – klingen in der Regel nach ein bis zwei Wochen wieder ab und sind nicht als pathologisch zu werten. Anders verhält es sich mit der sog. postpartalen oder »Wochenbett«-Depression. Ca. 13 Prozent aller entbindenden Frauen sind davon betroffen, doch ist diese Depressionsrate gegenüber nicht gebärenden Frauen der gleichen Altersklasse nur unwesentlich erhöht. Es ist aber anzunehmen, dass die hormonelle Umstellung nach der Geburt (wie auch in der Menarche oder Menopause) zumindest bei Frauen, die besonders sensibel auf Schwankungen der Geschlechtshormone reagieren, für das Auftreten einer Depression mitverantwortlich ist.

Als drittes sind psychosoziale Belastungen und psychologische Umstände für das vermehrte Vorkommen von Depressionen beim weiblichen Geschlecht zu diskutieren. Ganz generell wirken sich soziale Benachteiligungen wie Armut, geringer Sozialstatus und Diskriminierung nachweislich für Mann und Frau ungünstig auf die psychische Gesundheit aus. Frauen sind von solchen Benachteiligungen aber häufiger betroffen als Männer. Nicht nur Doppelbelastungen in Beruf, Haushalt und Kindererziehung wirken sich bei ihnen negativ aus. Auch die Art der Belastung ist bei Frau und Mann z.T. unterschiedlich. Frauen leiden v.a. unter Situationen, die Schwangerschaft, Kinderwunsch oder Kinder – also ihre Mutterrolle – betreffen oder ihre Hausfrauenrolle einschränken. Demgegenüber treffen belastende Lebensereignisse, die die Arbeitstätigkeit, die Gesundheit oder die familiären Beziehungen behindern, Frau und Mann in gleicher Weise. Diese Zusammenhänge treten nur dort auf, wo die Rollen von Mann und Frau in traditioneller Weise aufgeteilt sind. Wenn Männer »frauentypische« Aufgaben in Kindererziehung und Haushalt übernehmen, gleichen sich die Depressionsraten dieser Männer denjenigen der Frauen an.

Belastende Lebensereignisse

Von Interesse ist in diesem Zusammenhang auch, dass homosexuelle Männer (männlicher Genotypus und männliche Hormonverteilung), die z. T. »feminine« Rollen und Stereotype übernehmen, eine ähnliche Depressionshäufigkeit aufweisen wie Frauen.

Eine spezielle Theorie (von Kessler und McLeod) geht davon aus, dass Frauen aufgrund ihrer Geschlechtsrolle und ihrer Tendenz, Pflegeaufgaben bei Kindern bzw. Eltern oder kranken Angehörigen zu übernehmen, häufiger mit belastenden Lebensereignissen konfrontiert werden. Frauen scheinen auch gegenüber zwischenmenschlichen Belastungen – sog. sozialen Netzwerkereignissen – verletzlicher zu sein, während Männer eher auf Trennung oder Ehescheidung mit einer psychischen Störung reagieren. So leiden v. a. geschiedene oder unverheiratete Männer an Depressionen, während (rein statistisch) bei Frauen die Ehe einen weniger schützenden Einfluss hat.

Frauen und Männer: auf unterschiedliche Weise verletzlich

Diese Zusammenhänge zeigen, dass psycho-soziale Einflüsse und der Einfluss geschlechts-spezifischer Rollenerwartungen und Eigenschaften voneinander nicht scharf zu trennen sind, sondern psychosoziale Belastungen und persönliche Disposition wie Schlüssel und Schloss zusammenpassen müssen, um eine depressions-auslösende Wirkung zu entfalten.

Nach sozialpsychologischen Untersuchungen tendieren Frauen häufiger zu problembezogenem Grübeln und zu Selbstinfragestellung, während Männer eher zu Ablenkung von Problemen neigen. Die Arbeitsgruppe um Susan Noelen-Hoeksema konnte zeigen, dass ausgeprägtes Grübeln und Hadern zur negativen Stimmungslage und zur Verlängerung depressiver Reaktionen beiträgt. Demgegenüber bewirkt Ablenkung vorübergehend eher eine positive Stimmungslage, allerdings mit der Gefahr, dass z.B. bei Ablenkung mittels aggressivem Autofahren oder Alkoholgenuss sekundäre Probleme entstehen, was wiederum mit der erhöhten Alkoholproblematik bei Männern zusammenhängen könnte.

Diese geschlechtsspezifischen Tendenzen dürften durch Erziehungspraktiken verstärkt sein, indem Jungen für aktives oder dominierendes Verhalten belohnt werden, während bei Mädchen eher das emotionale Ausdrucksverhalten gefördert wird.

Diese unterschiedlichen Ausdrucks- und Abwehrtendenzen dürften zu geschlechtsspezifischen Depressionstypen beitragen. Depressive

Männer zeigen manchmal – aber bei weitem nicht immer – ihre Depressivität weniger in Klagen über ihre Befindlichkeit als in äußerer Unruhe, Feindseligkeit sowie in Alkohol- und Nikotinmissbrauch. Nicht selten wollen depressive Männer v. a. in Ruhe gelassen werden und streiten ihren Kummer und ihre Niedergeschlagenheit ab. Kommt es dennoch zu Klagen, rücken Männer eher den Stress infolge beruflicher Inanspruchnahme ins Zentrum (was zur Burnoutdiagnose verleitet). Es ist also nicht von der Hand zu weisen, dass die Umgangsweise mit psychosozialen Belastungen und das Erscheinungsbild von Depressionen bei Mann und Frau teilweise unterschiedlich ist und in der ärztlichen Praxis depressive Zustände v. a. dann diagnostiziert werden, wenn sie einen »typisch weiblichen« Ausdruck haben.

»Depression ist ein Zeichen von Charakterschwäche«

Zur Persönlichkeit depressiver Menschen

Ist, wer depressiv wird, »schwach«?

Im Rahmen der häufig zu beobachtenden Stigmatisierung psychischer Krankheiten werden Depressionen nicht selten als Zeichen von Charakterschwäche verunglimpft. »Es hat ihm schon immer an Willen gefehlt. Kein Wunder, wenn er jetzt depressiv ist.« Oder: »Sie hat schon als Kind versucht, mit Hilflosigkeit und Bedürftigkeit bei den Eltern zu punkten.« »Sie war moralisch nie stark.« Auch in einer amerikanischen Bevölkerungsumfrage Anfang der 90er Jahre nannten 71 Prozent der Befragten »emotionale Schwäche« als Hauptursache einer Depression. Abgesehen davon, dass bei einer Charakterisierung depressiver Menschen als »emotional schwach« das männliche Stereotyp von Stärke und Durchsetzungsfähigkeit sich für Frauen *und* Männer, die von Depressionen betroffen sind, negativ auswirkt, wird damit eine schwere Erkrankung verniedlicht und mit Persönlichkeitsproblemen gleichgestellt. Tatsächlich ist es aber bis heute nicht gelungen, das Auftreten von Depressionen auf einen bestimmten Charaktertypus zurückzuführen. Als Regel gilt, dass grundsätzlich jede Persönlichkeit unter ungünstigen Bedingungen depressiv werden kann. Umgekehrt kann das Durchstehen einer Depression unter günstigen Bedingungen auch zu einer kreativen Verarbeitung und zu einer veränderten Einstellung führen.

Jeder kann depressiv werden

In statistischer Hinsicht laufen Menschen mit ängstlichen, zwanghaften oder gehemmten Zügen ein etwas größeres Risiko, depressiv zu werden. Selbstunsicherheit und ein geringes Selbstwertgefühl können den Umgang mit widrigen Lebensereignissen erschweren und zum Auftreten von Depressionen beitragen. Besonders schwere Depressionen sind häufiger bei Persönlichkeiten beobachtet worden, die besonders ordentlich, genau und gewissenhaft sind und einen hohen Leistungsanspruch haben (der sog. »typus melancholicus«). Zwischenmenschlich entspricht diese Charakterisierung einer Überidentifikation mit einer gesellschaftlich aufgetragenen Rolle, sodass diese Menschen auf eine besonders harmonische Einbettung in ihre sozialen Verhältnisse und auf streng geordnete Beziehungen angewiesen sind.

Selbstunsicherheit als Risikofaktor

Eine andere, mehr wechselhafte und agitierte Depressionsform wird neuerdings häufiger bei Menschen mit instabiler oder gefährdeter Identitätsbildung beobachtet. Diese Persönlichkeiten schätzen sich und andere alternierend ein, sodass Idealisierungen und Leeregefühle, Begeisterung und Wut unmittelbar aufeinander folgen können. Viele weitere Vermischungen von persönlichem Stil und depressiver Problematik geben dem depressiven Geschehen ein jeweils unterschiedliches Gesicht (vgl. Kap. 2).

Depressionen: individuell verschieden

Auch das Alter eines Menschen und sein Reifungsgrad beeinflussen die depressive Ausdrucksform. So zeigt sich die depressive Not von

Kindern eher in Unlust beim Spielen, in Schulschwänzen oder in körperlichen Symptomen wie Nahrungsverweigerung und Einnässen. Ältere Menschen sprechen weniger ihr Bedrücktsein an, sondern berichten eher über körperliche Beschwerden wie Verstopfung, Schlafstörungen oder rheumatische bzw. muskuläre Beschwerden. Schließlich spielen die schon früher erwähnten kulturellen Einflüsse eine wesentliche Rolle dabei, wie eine Depression zum Ausdruck kommt. Depression ist mit Sicherheit nicht nur Folge einer persönlichen Problematik, wenn auch Charaktereigenschaften dazu beitragen, wie mit belastenden Lebensereignissen umgegangen wird und welche Ausgestaltung eine etwaige de

pressive Reaktion bekommt. Es kann aber nicht genug betont werden, dass der Appell an den Willen – in der Annahme, depressive Menschen behandelten sich selber zu nachgiebig – am depressiven Geschehen nicht nur vorbeigeht, sondern darüber hinaus das Problem noch verschärft. Eine meiner Patientinnen sah zu Recht gerade in ihrem starken Willen einen Teil ihrer Problematik: »Indem ich nicht aufgeben kann und über meine Möglichkeiten hinaus Ziele weiter verfolge, werden mir depressive Schwerezustände zum unlösbaren Problem.«

Der Verlauf

»Einmal depressiv – immer depressiv«

Zum Verlauf depressiver Erkrankungen

Depressionen werden häufig als chronische Krankheit verkannt, auch weil sie mit einem Mangel an persönlicher Widerstandskraft in Zusammenhang gebracht werden. Depressive Episoden sind aber – wie der Name sagt – in der Regel vorübergehender Art. Sie dauern wenige Wochen bis einige Monate an. Unter adäquater Behandlung klingen die meisten Depressionen langsam ab. Allerdings machen Menschen, die einmal eine depressive Episode erlebt haben, in über der Hälfte der Fälle zu einem späteren Zeitpunkt einmal oder mehrmals eine weitere Episode durch. Zudem klingen nicht alle depressiven Episoden vollständig bis zur Symptomlosigkeit ab, so dass manchmal noch Restbeschwerden, wie etwa Selbstwertprobleme, unruhiger Schlaf oder morgendliche Antriebsschwäche für kürzere oder längere Zeit weiter bestehen.

Depressionen: meist vorübergehend

Man kann einen rezidivierenden Verlauf auch bei Erkältungskrankheiten beobachten. Diese treten ebenfalls wiederholt im Leben auf und gehen mitunter mit einer Rekonvaleszenzzeit einher. Niemand käme aber auf die Idee, sie als lebenslange oder chronische Störung zu bezeichnen, auch wenn einzelne Menschen aufgrund ihrer Immunlage zweifelsohne solche Erkältungskrankheiten häufiger, schwerer und in kürzeren Abständen durchmachen als die Mehrheit der Bevölkerung.

Die einzelne depressive Episode für sich genommen betrachten

Man tut auch im Falle einer depressiven Erkrankung gut daran, die einzelne Episode für sich genommen zu betrachten. Sonst vermischt man den Krankheitsstatus mit disponierenden Faktoren, die zwar zur Auslösung einer Erkrankung beitragen können, aber auch in gesundem Zustand eines Menschen vorhanden sind (also nicht die Erkrankung selbst darstellen). Die Gefahr des Vorurteils »einmal depressiv, immer depressiv«, liegt darin, dass es dazu beiträgt, eine Person, die sich durch die Depression ohnehin bereits in Frage gestellt fühlt, weiter zu verunsichern. Dieses Vorurteil wirkt dann wie eine sich selbst erfüllende Prophezeiung.

Ein Drittel der Depressionen tritt nur einmal auf

Die Fakten sprechen jedoch eine andere Sprache. Mindestens ein Drittel der depressiven Episoden wiederholen sich im Laufe des Lebens nicht mehr. Wenn sie sich wiederholen, so ist im Mittel zwischen zwei Episoden ein gesundes Intervall von 4–5 Jahren zu finden. Nur bei Menschen mit häufig wiederkehrenden Episoden verkürzt sich dieses Intervall im höheren Alter. Anhaltende (sog. chronische) Depressionen, die über ein Jahr dauern, kommen bei ca. 10–15 Prozent aller betroffenen Menschen vor. Aber auch in diesen Fällen heilt die Depression oft mit Einsetzen einer adäquaten Therapie ab.

Diese statistischen Angaben zeigen, dass bei einer depressiven Episode damit gerechnet werden kann, dass sie wieder abklingt, unabhängig davon, wie schwer sie ist. Statistische Durchschnittswerte sagen aber über den Einzelfall wenig aus. Depressionen zeigen nicht nur unterschiedliche Gesichter. Sie nehmen auch extrem verschiedenartige Verläufe an.

Statistik vs. Einzelfall

In meiner Ambulanz begegne ich vielen Kranken, die nur für einige Wochen leicht bis mittelschwer depressiv sind und dann wieder – nach Verarbeitung einer Problemsituation oder mit medikamentöser Hilfe – aus dem Stimmungstief herauskommen. Andererseits sehe ich Schwerkranke, die über viele Monate und Jahre mit Depressionen kämpfen. Doch auch in extrem ungünstigen Fällen kann unter konsequenter Therapie immer wieder eine schrittweise Besserung beobachtet werden.

Es gibt *den* typischen Fall also nicht. Als Regel kann aber festgehalten werden, dass die Prognose einer Depression grundsätzlich offen ist und dass jedem Kranken realistisch Hoffnung für einen günstigen Verlauf gemacht werden kann.

Den »typischen Fall« gibt es nicht

»Depressionen zerstören zwischenmenschliche Beziehungen«

Wie depressive Menschen sich anderen gegenüber verhalten

Der »depressive Sog«

Ein depressiv erkrankter Mensch ist kein »Aufsteller«. Er ist betrübt und niedergeschlagen. Seine Klagen können als Anklagen verstanden werden. Im Gespräch mit depressiven Menschen entwickelt sich oft ein »depressiver Sog«. Hoffnungslosigkeit breitet sich aus. Depressive Menschen können aufgrund ihrer inneren Spannung oder Gereiztheit auch ablehnend oder feindselig wirken. Zudem ziehen sie sich häufig zurück und sind nicht mehr in der Lage, familiäre Pflichten oder berufliche und andere Aufgaben zu übernehmen. All das macht zwischenmenschliche Beziehungen schwierig.

Was ist der Unterschied im Vergleich zu körperlichen Erkrankungen?

Muss aber diese Belastung zu einer Zerstörung zwischenmenschlicher Beziehungen führen? Gehen nicht auch körperliche Krankheiten – etwa Brustkrebs oder Unfälle – mit Belastungen einher, die für Angehörige bedrückend sein können, ohne dass man gleich davon spricht, die Beziehung sei in Gefahr? In der somatischen Medizin betrachtet man eine Erkrankung, welche die Partnerschaft belastet, vor allem als Herausforderung, die es zu bestehen gilt. Man macht die zwischenmenschlichen Folgen eher von der Persönlichkeit der betroffenen Personen und ihrer Beziehungsstärke abhängig.

Wie erklärt sich dann, dass Depressionen anders beurteilt werden und selbst Fachleute das depressive Geschehen häufig als destruktiv einschätzen? Dahinter steckt die Beobachtung, dass eine Depression auf andere Weise in das Beziehungsgeschehen eingreift als eine rein körperliche Erkrankung. Depressives Verhalten beeinflusst das zwischenmenschliche Verhältnis direkter und stärker. Es ist, als ob das depressive Geschehen Teil der Beziehung würde – oder umgekehrt: als ob die zwischenmenschliche Beziehung Anteil am depressiven Geschehen hätte. Auch wenn ich im Folgenden deutlich mache, dass eine Depression eine Beziehung ebenso schützen wie beeinträchtigen kann – und die Vorstellung, Depressionen seien für Beziehungen regelhaft destruktiv, für falsch halte – gilt es, die zwischenmenschliche Dimension des depressiven Geschehens zunächst ernst zu nehmen.

Depressionen wirken unmittelbar auf Beziehungen

Eine Depression verändert die zwischenmenschliche Kommunikation in typischer Weise. Davon ist nicht nur der sprachliche Ausdruck betroffen. Noch fast wichtiger ist die körpersprachliche Veränderung: Was sich Menschen in Worten mitteilen, ist in eine wortlose Kommunikation (mittels Körperhaltung, Gestik, Mimik und Augenkontakt) eingebettet. Wir sind im Alltag gewohnt, dass Menschen mit uns auch (und vor allem) körpersprachlich kommunizieren. Wir erwarten, dass ein Blick mit einem Gegenblick, ein Lächeln mit einem Lächeln beantwortet wird. Wenn diese körpersprachlichen Antworten ausbleiben oder verzögert auftreten, reagieren wir irritiert.

Depression verändert die Kommunikation

Etwas »stimmt« nicht. Wir scheinen nicht
aufeinander »eingestimmt«. Eine solche »Miss-
stimmung« tritt aber bei schwer depressiven
Personen regelhaft auf, weil sie langsamer und
weniger erkennbar reagieren. Sie schauen vermehrt zu Boden, beantworten ein Lächeln verzögert oder nur angedeutet. Sie zeigen generell
geringere mimische und gestische Reaktionen,
sodass der kommunikative Austausch behindert
wird. In Untersuchungen an meiner Klinik
konnte bestätigt werden, dass der mimische Ausdruck depressiver Menschen deutlich vermin-
dert ist. Gleichzeitig wurde nachgewiesen, dass
diese Verminderung und Verzögerung auf den
depressiven Zustand beschränkt ist, also bei Eintreten einer Besserung wieder zurückgeht.
Zudem konnte mittels Video-Analysen belegt
werden, dass sich das depressive Interaktions-
muster in der Gesprächssituation auch auf den
gesunden Gesprächspartner auswirkt, dieser also das depressive Ausdrucksverhalten teilweise
übernimmt.

Daraus ist abzuleiten, dass eine Depression auf
der kommunikativen Ebene dazu führt, dass der
zwischenmenschliche Austausch beidseitig (bei
depressiver Person *und* Partner) verlangsamt
wird und die zwischenmenschliche Beziehungsdynamik abgebremst wird. Das depressive Geschehen kann bildlich als »Interaktionsbremse«
bezeichnet werden. Dazu tragen auch andere, bereits früher dargestellte Verhaltensänderungen
depressiver Menschen bei, etwa die Verlangsamung im Bewegungsmuster, der kleinschrittige

Gang, der muskuläre Kraftverlust oder die geistigen Veränderungen wie Motivationsverlust und Entscheidungsunfähigkeit.

Auf dem Hintergrund solcher und ähnlicher Befunde ist postuliert worden, dass das depressive Geschehen eine Art »Interaktionsregler« darstellt. Die zwischenmenschliche Dynamik wird unbewusst und unwillentlich so weit heruntergefahren, dass eine Pause erzwungen wird. Das macht vor allem in Beziehungssituationen Sinn, die Menschen überfordern und hilflos machen. Das »depressive Bremsmanöver« trägt dann dazu bei, voreilige Entscheidungen zu vermeiden. Zudem fordert das unangenehme und schmerzhafte Depressionserleben dazu auf, die belastende Lebenssituation nicht auf sich beruhen zu lassen, sondern nochmals zu überdenken.

Erzwungene Beziehungspause

Allerdings kann das depressive Geschehen, wenn es sich verselbständigt und zuspitzt, selber zur überfordernden Belastung werden. Aus der »Interaktionsregelung« wird dann eine anhaltende Behinderung. Zwar hat das depressive Geschehen eine Klammerfunktion, und es ist äußerst schwer, einen depressiven Menschen zu verlassen. Aber längerfristig kann die Beziehung durch eine chronifizierende oder rezidivierende Depression so eingeschränkt werden, dass die depressive Blockade den nicht erkrankten Partner zu ersticken droht. Wird die Depression zur einzigen Klammer zwischen zwei Menschen, so behindert sie die Entwicklung der Beziehung und wirkt letztlich des-

Wenn nur die Depression zwei Menschen verbindet

truktiv. Diese Zusammenhänge zwischen Depression und Beziehung sind vielschichtig. Sie können hier nicht weiter ausgeführt werden. Ich habe sie aber mit Beispielen und unter Literaturangaben ausführlich in meinem Buch »Welchen Sinn macht Depression?« behandelt.

Depressive »Beziehungsbremse« als Herausforderung

Nach meiner Erfahrung und nach empirischen Untersuchungen (vgl. dazu auch oben genanntes Buch) wird die »heimliche Beziehungsbremse Depression« von den meisten Betroffenen als Herausforderung betrachtet. Viele Partner und Angehörige versuchen, daraus das Beste zu machen. Nicht wenige lernen nach anfänglicher Irritation und Deprimierung, das depressive Geschehen als Aufforderung anzunehmen, ihre Beziehung neu zu überdenken.

Depression und Ehescheidung

So entspricht es klinischer Erfahrung, dass die Ehen depressiver Personen trotz vielfacher Belastungen nicht besonders häufig aufgelöst werden. Zwar leben viele depressive Menschen getrennt oder geschieden. Statistisch gesehen fällt jedoch kein größerer Anteil der Scheidungen in die Zeit nach dem Erkranken als in die Zeit davor, wie angenommen werden müsste, wenn die Krankheitsbelastung hauptsächlich zu einer erhöhten Trennungsquote führen würde. Nach englischen und deutschen Untersuchungen ist die Scheidungsrate rein depressiv Erkrankter nicht erhöht und gegenüber derjenigen von manisch-depressiv Erkrankten sogar signifikant niedriger. Aufgrund dieser Zahlenverhältnisse und der dargestellten Beziehungsdynamik kann nicht generell davon ausgegangen werden, dass Depressionen zwischenmenschliche Beziehungen zerstören. Vielmehr führt gerade das Gegenteil des depressiven Verhaltens, nämlich das manische, zur erhöhten Auflösung von Beziehungen.

»Depressionen sind tödlich«

Depressionen als Krankheiten zum Tode und zum Leben

Das Hauptmotiv für Suizid ist Hoffnungslosigkeit

Das Suizidrisiko in der mitteleuropäischen Bevölkerung beträgt um 1 bis 2 Prozent. Das Hauptmotiv, Suizid zu begehen, ist Hoffnungslosigkeit. Depressive Menschen sind oft ohne Hoffnung. Da Depressionen sehr häufig sind, werden bei Nachuntersuchungen von Suizidfällen neben anderen psychischen und körperlichen Erkrankungen vor allem depressive Störungen gefunden.

Früher ging man davon aus, dass sich 15 Prozent der Depressionskranken im Verlaufe ihres Lebens selber töten. Diese hohe Zahl kam zustande, weil zunächst vor allem schwere Depressionsfälle vom somatischen Typus (früher »endogene Depressionen« genannt) untersucht wurden. Zudem schloss man bei diesen ersten Studien vielfach nur Kranke ein, die in einer Klinik behandelt wurden.

Suizidrate bei Depression

Neuere repräsentative Studien finden bei Vorliegen einer Depression eine Suizidrate von unter 5 Prozent. Das heißt, dass knapp jeder 20. Mensch, der in seinem Leben meist mehrmals an einer Depression gelitten hat, sein Leben durch Suizid beendet. Wolfersdorf (1996) errechnete für depressive Episoden aller Schweregrade eine Sterblichkeit an Suizid (sog. Lebenszeitsuizidmortalität) von 4,3 Prozent. Gegenüber der

Allgemeinbevölkerung ist damit das Suizidrisiko depressiver Menschen um ein Mehrfaches erhöht. Es gilt allerdings zu berücksichtigen, dass viele Suizide bei depressiven Menschen erfolgen, die entweder keine Therapie oder eine sehr belastende Behandlung erhalten. Eine ungenügende, inadäquate oder fehlende Therapie trägt wahrscheinlich zur erhöhten Suizidrate depressiver Menschen bei.

Protektiv – im Sinne eines Schutzes vor Suizidhandlungen – wirken sich vor allem gute Beziehungen, soziale Unterstützung, Religiosität und eine gute therapeutische Beziehung aus. Das Suizidrisiko ist demgegenüber erhöht bei Einsamkeit, schweren Beziehungsschwierigkeiten, anhaltenden Konflikten, Armut und wenn die Depression mit Angststörungen und Suchtproblemen einhergeht.

Was schützt vor Suizid?

Damit stellt sich die Frage, inwieweit Depression als Krankheit zu Suizidhandlungen beiträgt und inwieweit unbewältigbar erscheinende Lebensprobleme die Suizidalität fördern (und gleichzeitig auch zu depressiven Störungen beitragen). Der Zusammenhang von Depression und Suizidalität ist nicht so einfach, wie es auf den ersten Blick scheinen mag. So kann eine antidepressive Therapie, insbesondere wenn sie mit einer Antriebssteigerung einhergeht, eine Suizidhandlung auch fördern. In schwerer Depression ist die Handlungsfähigkeit so gehemmt, dass die Planung und Durchführung eines Suizides erschwert sind. Manche Suizidversuche erfolgen

Wie hängen Depression und Suizidalität zusammen?

bei depressiven Personen erst, wenn es ihnen wieder etwas besser geht und ihre psychomotorische Hemmung (»das depressive Bremsmanöver«) nicht mehr so stark ist. Inwieweit die Behandlung mit antidepressiven Medikamenten (insbesondere SSRI, selektiv auf den Botenstoff Serotonin einwirkende Medikamente), die auch den Antrieb steigern, in den ersten Behandlungswochen statistisch die Suizidzahl bei depressiven Menschen erhöht, ist umstritten. Sicher scheint heute, dass diese Behandlungsart die Suizidalität anfänglich, d. h. in den ersten sechs Wochen, nicht senkt. Einiges spricht dafür, dass diese antidepressive Behandlungsform die Suizidalität in bestimmten Fällen vorübergehend fördern kann.

Suizidales Handeln darf grundsätzlich auch nicht mit einer Krankheit gleichgesetzt werden. Suizidales Denken und Verhalten können bei allen Menschen vorkommen. Es hängt mit der wohl nur dem Menschen zukommenden Entscheidungsfreiheit zusammen, eine anders nicht lösbare Lebensproblematik durch Selbsttötung beenden zu wollen. Ein solcher Entschluss ist in erster Linie von den Lebensumständen und von der Einstellung zum Leben abhängig.

Eine schwere Depression kann die Selbsteinschätzung und die Bewertung der eigenen Lebenssituation so ins Negative verdrehen, dass einem betroffenen Menschen der Suizid als einziger Ausweg erscheint. Die meisten depressiven Menschen sind aber nicht wahnkrank. Sie haben durchaus Realitätssinn, wenn sie auch in ihrem negativ geprägten Denken vor allem die Lebensschwierigkeiten vor Augen haben. Persönliche Probleme am Arbeitsplatz, in der Familie und im übrigen Sozialleben werden übermächtig. Wer schwerer depressiv ist, traut sich wenig zu, auch weil er sich angehalten und ausgebremst fühlt. Diese Zurückhaltung und Selbstkritik, die als Enttäuschungsprophylaxe verstanden werden kann, geht mit einem niedrigen Selbstwertgefühl einher, aber nicht unbedingt mit Suizidalität. Der depressive Selbstschutz vor weiterer Überforderung muss die (angesichts hilflos machender Lebensprobleme) bestehende Suizidalität nicht verstärken. Er kann – wie mehrfach angedeutet – die Motivation und den Antrieb zum Handeln auch bremsen.

Wenn Probleme übermächtig werden

Werden depressive Menschen mit Suizidversuchen mit andern depressiven Menschen ohne Suizidversuche verglichen, so finden sich bei der suizidalen Gruppe neben erhöhten Aggressionswerten vor allem häufigere Missbrauchserfahrungen in der Kindheit, schwerwiegendere psychosoziale Probleme, geringere Lebensperspektiven, weniger bindende Werte und Alkohol- und Drogengebrauch (Übersicht bei Wolfersdorf 2006). Suizidalität ist ein Lebensproblem. Dazu gehören auch krankheitsbedingte Schwierigkeiten. Im Falle der Depression kann die Erkrankung sowohl durch widrige und belastende Lebensumstände mitbedingt sein wie diese verstärken (vgl. folgendes Kapitel).

Was kennzeichnet suizidale Depressive?

Die wichtigste Hilfe für suizidale Menschen ist eine enge, vertrauensvolle Beziehung. Schwer depressiv Erkrankte mit akuter Suizidalität bedürfen einer spezialisierten Krankenhausbetreuung. Im Schutze einer tragenden Gemeinschaft ist es auch besser möglich, eine höher dosierte antidepressive Behandlung einzusetzen. Depressiven Menschen, die durch Schlaflosigkeit und Angst besonders geplagt sind, kann mit Beruhigungsmitteln (sog. Tranquilizer) zusätzlich geholfen werden. Das A und O der Suizidvorbeugung ist aber die therapeutische Beziehung. Sie erfordert spezielles Geschick und Fingerspitzengefühl, um den traumatisierten und suizidalen depressiven Menschen nicht zu beschämen und einen vorurteilsfreien Zugang zu seinem Erleben zu finden.

Ein weit verbreiteter Irrtum ist, dass Selbsttötungsabsichten nicht angesprochen werden sollten, weil damit die Suizidgefahr geradezu heraufbeschworen werde. Das Gegenteil trifft zu. Viele suizidale Menschen sind froh, offen über ihre mitunter sehr quälenden und eindringlich erfahrenen Suizidgedanken sprechen zu können. Selbst jene, die schließlich einen Suizid begangen haben, haben in der Mehrzahl der Fälle kurz zuvor noch einen Arzt aufgesucht, wohl in der leider nicht erfüllten Hoffnung, Hilfe bei einem verständnisvollen Ansprechpartner zu finden.

Selbsttötungsabsichten können einem depressiven Menschen nicht ausgeredet werden. Sie stehen im Zusammenhang mit depressiver Hoffnungslosigkeit oder einer belastenden Lebenssituation. Das Eingreifen im Falle akuter Suizidgefahr rechtfertigt sich ethisch aus der Tatsache, dass die wenigsten Personen nachträglich ihre Rettung bedauern oder sich später doch noch töten. 9 von 10 Menschen, die einmal einen Suizidversuch begangen haben, sind 10 Jahre später noch am Leben. Sie sterben meist eines natürlichen Todes. Die Lebenskraft hat schließlich über die Lebensnot gesiegt.

Eingreifen ist ethisch gerechtfertigt

Die Begegnung mit einem depressiven und suizidalen Menschen gestaltet sich offener, wenn weder Depressivität noch Suizidalität tabuisiert oder ausschließlich pathologisiert werden. So paradox es erscheinen mag: Depressivität kann das Leben in aussichtsloser Situation vorübergehend auch schützen. Auch Suizidalität ist ambivalenter Natur. Sie geht nicht nur mit einem Todeswunsch, sondern meist auch mit dem Wunsch zu leben einher. Wenn die Hoffnung, doch noch einen Weg im Leben zu finden, durch eine geeignete Therapie und durch die Unterstützung bei Lebensproblemen gestärkt werden kann, lösen sich oft Depressivität und Suizidalität gemeinsam auf.

Neben dem Todeswunsch: meist auch ein Wunsch zu leben

Die Ursachen

»Depressionen werden vererbt«

Der genetische Einfluss auf das Entstehen von Depressionen

Bis vor zwei Jahrzehnten wurde in der Psychiatrie zwischen genetisch bedingten (»endogenen«) und psychosozial bedingten (»psychogenen«) Depressionen unterschieden. Diese Unterscheidung, die nicht mehr dem aktuellen psychiatrischen Wissensstand und der modernen Diagnostik entspricht, hat sich in der öffentlichen Meinung weitgehend gehalten. Sie hat dazu geführt, dass immer noch v. a. schwere Depressionen als erblich bedingt angesehen werden. Zwar kann bei einem Menschen der erbliche Einfluss, bei einem anderen der psychosoziale Einfluss auf die depressive Entwicklung größer sein. Doch lassen sich genetische und Umwelteinflüsse insofern schwer trennen, als Gene durch Umweltfaktoren aktiviert werden und umgekehrt die erbliche Disposition die Reaktionsweise auf Umweltreize beeinflusst. Gerade bei depressiven Episoden konnte gezeigt werden, dass solche »Gen-Umwelt-Interaktionen« die Regel dar-

Genetische und Umwelteinflüsse: schwer trennbar

stellen. So werden Depressionen häufig durch belastende Lebensereignisse (wie den Verlust eines Elternteiles oder eines Lebenspartners) sowie durch Traumatisierungen ausgelöst. Diese Belastungssituationen wirken sich aber je nach erblicher Disposition und weiteren Umständen unterschiedlich aus.

Im Wissen um das grundlegende Zusammenspiel von erblicher Anlage und Umweltgeschehen kann dennoch versucht werden, abzuschätzen, wie groß der genetische bzw. Umweltbeitrag zum depressiven Geschehen ist. Dazu wurden im Wesentlichen drei Untersuchungsansätze entwickelt, nämlich die sog. Familien-, Adoptiv- und Zwillingsstudien. In Familienstudien wird untersucht, wie häufig Menschen an Depressionen erkranken, die einen depressiven Elternteil oder ein depressives Geschwister haben – im Vergleich zu Personen ohne depressiven Angehörigen. Bei »familiär belasteten« Personen finden sich mindestens doppelt so viele depressive Erkrankungsfälle wie bei Menschen ohne eine solche »familiäre Belastung«. Dazu ist allerdings zu bemerken, dass diese (nicht sehr große) Häufung nicht durch genetische Einflüsse bedingt sein muss, sondern auch Folge unterschiedlicher familiärer Beziehungsweisen und Konflikte sein kann.

In Adoptivstudien werden Kinder depressiver Mütter untersucht, die im frühen Alter von gesunden Eltern adoptiert wurden. Das depressive Erkrankungsrisiko dieser Kinder scheint nur geringgradig erhöht. Dies spricht für einen geringen genetischen Einfluss und betont die Bedeutung psychosozialer Schutz- oder Belastungsfaktoren. Allerdings sind die wenigen bisher durchgeführten Adoptivstudien wegen methodischer Mängel nicht sehr aussagekräftig. Größer ist die Aussagekraft der zahlreicheren und methodisch besser durchgeführten Zwillingsstudien. Dabei wird untersucht, wie sich eineiige (genetisch identische) und zweieiige (genetisch differente) Zwillinge bezüglich des gemeinsamen Auftretens von Depressionen unterscheiden. Aus solchen Zwillingsstudien kann der Schluss gezogen werden, dass der genetische Beitrag zur depressiven Erkrankung um 35 Prozent beträgt. Rund 65 Prozent, also der weit größere Teil, geht auf Kosten individueller Belastungen durch die Umwelt.

Zwillingsstudien betonen den Umwelteinfluss

Doch ist, wie gesagt, die strikte Trennung von Umwelteinflüssen und erblicher Disposition problematisch. Umweltbelastung und genetische Disposition greifen wie Schlüssel und Schloss ineinander. Das zeigt sich besonders deutlich bei der Analyse des Krankheitsverlaufs. Erste depressive Episoden werden fast regelhaft durch überfordernde Lebenssituationen ausgelöst. Dabei ist jedoch die Dauer und der Behinderungsgrad der depressiven Episoden mit von der genetischen Verletzlichkeit abhängig. Auch die Wahrscheinlichkeit, später depressive Rückfälle zu erleiden, wird durch die genetische Disposition erhöht. Bei genetisch bedingter Verletzlichkeit besteht eine gewisse Gefahr, dass schon ge-

Genetische und Umweltfaktoren müssen ineinander greifen

ringere soziale Belastungen im weiteren Verlauf wieder depressive Episoden auslösen können.

Da erbliche Faktoren bei der Entstehung von Depressionen eine Rolle spielen, ist es naheliegend zu versuchen, mit modernen molekularbiologischen Methoden einzelne Genorte zu bestimmen, die für diese genetische Verletzlichkeit für Depressionen verantwortlich sind. Die bisherigen Untersuchungen lassen den Schluss zu, dass die depressive Reaktionstendenz nicht auf ein einzelnes Gen zurückgeführt werden kann. Auch wenn verschiedene in Frage kommende Gene untersucht werden, kann nur ein verschwindend kleiner Anteil der genetischen Verletzlichkeit durch bisher untersuchte Dispositionsgene erklärt werden. Das Auftreten von Depressionen lässt sich also in den meisten Fällen nicht auf bekannte Genveränderungen zurückführen. Nur bei der manisch-depressiven Erkrankung, die eine bedeutend höhere erbliche Veranlagung als rein depressive Erkrankungsfälle aufweist, sind bisher größere molekularbiologische Fortschritte erzielt worden.

Weil das Zusammenspiel von Erbanlage, Biografie und aktueller Lebenssituation so komplex ist, kann in naher Zukunft nicht mit einem molekularbiologischen Durchbruch des Verständnisses von Depressionen gerechnet werden. Vorsicht ist geboten angesichts des Anspruchs, die depressive Reaktionsweise direkt auf einen genetischen Faktor zurückzuführen. Es könnte auch sein, dass bestimmte genetische Dispositionen durch

Nicht ein einzelnes Gen ist ursächlich

Vorsicht bei genetischen Erklärungsversuchen

prägende Lebenserfahrungen verstärkt zum Ausdruck kommen, während andere genetische Dispositionen infolge günstiger Umstände nicht zur
Entfaltung gelangen. Dann wäre die depressive
Reaktionstendenz nicht ein direktes Abbild einer
Genkonstellation, sondern schwer durchschau-
bare Folge eines Ineinanders und Miteinanders
von Anlage, Lebensgeschichte, Wertvorstellungen und sozialen Kompetenzen.

**Die Rolle der
· Lebens-
erfahrungen**

»Depression ist nur eine Krankheit des Gehirns«

Die Rolle des zentralen Nervensystems

Depression wird häufig mit einem Mangel an Botenstoffen im Gehirn gleichgesetzt. Wie die Zuckerkrankheit (Diabetes mellitus) durch einen Mangel an Insulin entsteht, soll Depression durch einen Mangel an Serotonin oder eines andern Botenstoffes im Gehirn bedingt sein.

Eine suggestive Hypothese

Diese Auffassung ist verführerisch. Sie wirkt suggestiv, weil es einleuchtet, dass depressiven Menschen in ihrer Niedergeschlagenheit und Antriebslosigkeit ein aktivierender Stoff fehlt. Hinzu kommt, dass es Pharma-Firmen mittels Marketingmethoden gelang, die Vorstellung eines Noradrenalin- oder Serotoninmangels populär zu machen, um ihre Medikamente, die solche Botenstoffe vermehren, erfolgreicher verkaufen zu können.

Botenstoffe als Lösung des Rätsels?

Auch in der Psychiatrie ging man noch vor einem Vierteljahrhundert davon aus, dass mit der Erforschung der Botenstoffe das Rätsel der Depression zu lösen sei. Diese Erwartung ging von der Beobachtung aus, dass die damals entdeckten Medikamente, die den Botenstoff Noradrenalin in den Nervenverbindungsstellen (Synapsen) erhöhen, eine antidepressive Wirkung haben. Zudem wurde beobachtet, dass andere Medikamente (wie Reserpin), die Noradrenalin senken, gelegentlich Depressionen hervorrufen.

Zweieinhalb Jahrzehnte weiterer biochemischer und klinischer Forschung haben das einfache Konzept eines Mangels an Botenstoffen zur Erklärung der Depression erschüttert. Trotz großer Forschungsanstrengungen konnte kein einheitlicher und durchgehender Mangel der Botenstoffe Noradrenalin und Serotonin bei depressiv Erkrankten festgestellt werden. Vielmehr fanden sich umgekehrt viele Menschen z.B. mit niedrigen Serotoninwerten, die dennoch nicht depressiv waren. Es stellte sich heraus, dass antidepressiv wirksame Medikamente nicht nur einen Einfluss auf die Botenstoffe haben, sondern auch andere wichtige Hirnvorgänge beeinflussen. Zudem erwies sich, dass Antidepressiva mit ganz unterschiedlicher Wirkung auf bestimmte Botenstoffe trotz dieser Differenz eine weitgehend identische therapeutische Wirkung auf die Symptome depressiver Menschen haben (vgl. Abb. 5). Damit wird zunehmend unwahrscheinlich, dass der Mangel eines bestimmten Botenstoffes (z.B. Serotonin) die Entstehung einer Depression ausreichend erklären kann.

Serotoninmangel ist als Ursache nicht ausreichend

Das heutige Wissen kann wie folgt zusammengefasst werden: Zwar dürften Botenstoffe wie Serotonin und Noradrenalin (aber auch Dopamin, Glutamin und weitere Botenstoffe) am depressiven Geschehen beteiligt sein, ohne dieses allerdings direkt zu bedingen. Diese Botenstoffe spielen eher eine Vermittlerrolle zwischen hormonellen Stressveränderungen (wie dem Anstieg des Dauerstresshormons Cortisol) und den letztlich entscheidenden Aktivitätsveränderungen ver-

Was man heute weiß

schiedener Hirnareale (vgl. Abb. 4). Dieses Zusammenspiel ist aber schwer zu durchschauen. Das menschliche Gehirn hat so viele Nervenzellen wie das Universum Sterne zählt. Zudem sind die einzelnen Nervenzellen hundert- bis tausendfach miteinander verbunden. Die Übertragung der Reize zwischen ihnen wird von den verschiedensten Botenstoffen beeinflusst. Das macht es schwierig, eine den ganzen Menschen betreffende Veränderung wie die Depression im Gehirn an *einem* Ort oder in *einer* chemischen Veränderung zu lokalisieren.

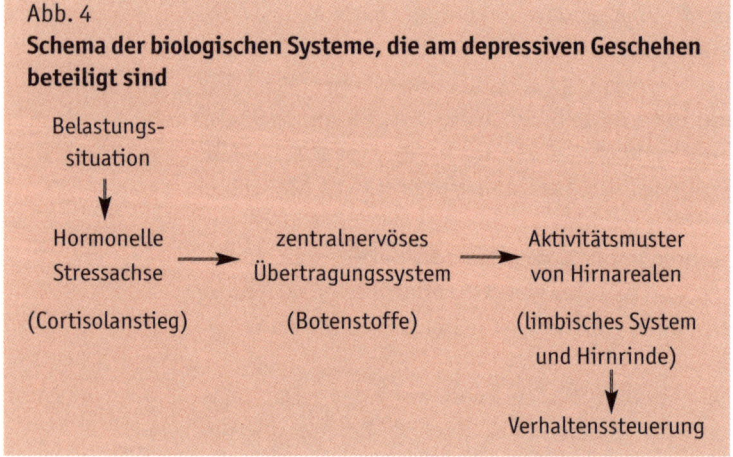

Abb. 4
Schema der biologischen Systeme, die am depressiven Geschehen beteiligt sind

Belastungs-
situation

↓

Hormonelle
Stressachse

(Cortisolanstieg)

→ zentralnervöses
Übertragungssystem

(Botenstoffe)

→ Aktivitätsmuster
von Hirnarealen

(limbisches System
und Hirnrinde)

↓

Verhaltenssteuerung

Dennoch ist es aufschlussreich, dem Gehirn mit modernen bildgebenden Verfahren (wie der funktionellen Magnetresonanztomografie, fMRI) gleichsam bei der Arbeit zuzuschauen. Es bestätigt sich, dass bei depressiven Personen – im Gegensatz etwa zu Menschen mit Hirnschlägen oder Tumoren – kaum isolierte und gleichbleibende

Hirnveränderungen zu finden sind, sondern Netzwerke verschiedener Zellgruppen und Hirnareale in unterschiedlichem Ausmass betroffen sind.

Dass Depressionen mit Überforderung und hilflos machenden Belastungssituationen zusammenhängen, zeigt sich neurobiologisch darin, dass im depressiven Zustand das sog. limbische System – ein tief im Hirn gelegenes Verarbeitungszentrum von emotionalen Reizen – überaktiv ist. Die Aktivität dieses Systems hängt besonders eng mit dem Stresshormon Cortisol zusammen. Die forcierte Aktivierung des limbischen Systems spiegelt also eine besonders starke Stressbelastung wider.

Die Aktivität des limbischen Systems

Es kann nun der Fall eintreten, dass die Erregung des limbischen Systems die Regulationsmöglichkeiten höherer Zentren in der Gehirnrinde übersteigt oder die Zusammenarbeit des limbischen Systems mit diesen Rindenzentren durch Verbindungsmängel gestört ist. Dann kann es bis zu einem Aktivitätsverlust dieser höher gelegenen Hirnrindengebiete kommen. Tatsächlich sind bei schweren Depressionen häufig bestimmte Rindengebiete im Stirn- und Scheitelhirn weniger durchblutet und in ihrem Stoffwechsel herabgesetzt. Diese Areale spielen beim Planen, Auslösen und Durchführen von Handlungen eine wichtige Rolle. Ihre Aktivitätseinbuße geht bei schweren Depressionen mit einer Hemmung des Gedankenflusses, mit Apathie und einer Verlangsamung der Bewegungsabläufe einher, doch diese Aktivitätsveränderungen sind in der Regel vorübergehender Natur. Sie klingen entweder spon

Auswirkungen auf Teile des Stirn- und Scheitelhirns

tan oder unter geeigneter Therapie wieder ab. Sie sind also im Wesentlichen umkehrbar (reversibel) und nicht Ausdruck eines Gewebsschadens oder einer anderen irreversiblen Schädigung.

Zudem ist die Streubreite der gefundenen Aktivitätsveränderungen im Gehirn depressiver Menschen groß. Bei einzelnen Betroffenen können eben jene Hirnareale besonders aktiv sein, die sich bei anderen Erkrankten als inaktiv erweisen. Das hat es bisher verunmöglicht, einen »biologischen Marker« für das depressive Geschehen zu entwickeln. Mit anderen Worten: lediglich aufgrund einer bestimmten Veränderung der Hirnaktivität kann bei einem Menschen noch nicht mit Sicherheit auf das

Vorliegen einer Depression geschlossen werden. Auch wenn die neurobiologische Verankerung der depressiven Blockade zunehmend besser verstanden wird, ist auch die neurowissenschaftliche Forschung heute noch ein gutes Stück davon entfernt, das Rätsel Depression zu lösen. So können die depressionsbedingten Veränderungen im zentralen Nervensystem – etwa der Anstieg der Stresshormone, der Abfall von Botenstoffen oder die Veränderung der elektrischen Hirnaktivität – auch durch zwischenmenschliche Belastungen und persönliche Konflikte hervorgerufen werden und müssen nicht Ausdruck einer primären hirnorganischen

Störung sein. Der Einfluss von Natur und Kultur ist nicht scharf zu trennen. Nachgewiesenermaßen führen bei depressiven Menschen nicht nur medikamentöse Behandlungen, sondern auch psychotherapeutische Gespräche zu einer Normalisierung des Hirnstoffwechsels und der Hirnaktivität.

Depression ist nicht nur eine Störung des Gehirns. Die veränderte Hirnfunktion eines depressiven Menschen kann auch mit einer unlösbar erscheinenden Lebenssituation in Zusammenhang stehen.

»Depressionen sind rein seelisch bedingt«

Zur Psychodynamik depressiven Leidens

Wie schon aus den vorangegangenen Kapiteln hervorgeht, sind Depressionen vielfach durch erbliche und hirnorganische Ursachen mitbedingt. Nicht selten kann sogar eine isolierte Durchblutungsstörung des linken Stirnhirns, eine Unterfunktion der Schilddrüse oder eine andere körperliche Erkrankung eine Depression bewirken, ohne dass eine zusätzliche psychische Belastung hinzukommt. In diesen Fällen werden Netzwerke im Gehirn, die auch bei depressiven Reaktionen infolge psychosozialer Belastungssituationen eine wichtige Rolle spielen, direkt geschädigt oder so beeinflusst, dass ein Mensch sich depressiv verhält.

Seelische Verletzungen sind meist ausschlaggebend

Zweifellos sind aber seelische Verletzungen bei der Mehrheit depressiver Erkrankungen von ausschlaggebender Bedeutung. Wie bereits betont wurde, zeigt sich eine Depression nicht nur in einer Veränderung des seelischen Erlebens, sondern hängt auch meist ursächlich mit Belastungen durch die Umwelt und seelischen Enttäuschungen zusammen. Sind deshalb Depressionen rein seelisch bedingt? Tatsächlich ist ein Großteil der Bevölkerung dieser Meinung, halten doch nach repräsentativen Umfragen viele Menschen an der Überzeugung fest, dass »mit dem Seelenleben einer Person etwas nicht stimmt«, wenn jemand depressiv wird. Sie beurteilen Depressionen als eine Erkrankung der Seele.

Diese Einschätzung steht im Gegensatz zur neurowissenschaftlichen Beurteilung der Depression als Krankheit des Gehirns. Seele und Gehirn stellen unterschiedliche Aspekte des Menschseins dar. Diese Aspekte müssen sich nicht ausschließen, sondern können ein Ganzes bilden. Mit »seelisch« ist das erfahrbare Erleben gemeint, nämlich die innere Dynamik des Fühlens, Denkens und Handelns. Ein Mensch empfindet Müdigkeit, innere Unruhe und Lustlosigkeit, oder er fühlt Traurigkeit, Ekel und Wut. Demgegenüber lässt sich das Gehirn als Organ nicht erleben. An diesem Zentralorgan des Menschen lassen sich aber in depressivem Zustand Veränderungen beobachten, die mit dem Erleben in Zusammenhang stehen. Zu diesen organischen Veränderungen hat der Mensch keinen direkten Zugang. Sie sind immer nur von außen festzustellen. Es handelt sich um chemische oder elektrische Vorgänge, die mit neurobiologischen Untersuchungsmethoden ermittelt werden können. Allerdings sind dem neurobiologischen Studium menschlicher Empfindungen, Emotionen und Gedanken Grenzen gesetzt. Nur wenn ein Gefühl oder ein Gedanke von anderen Gefühlen und Gedanken klar abgrenzbar ist und bei verschiedenen Menschen in identischer Weise auftritt, ist eine neurobiologische Analyse durchführbar. Doch dies ist nicht die Regel. Die Vielfalt menschlicher Empfindungen, Gefühle und Gedanken, die sich wechselseitig bedingen und ineinander übergehen, entzieht sich weitgehend der bisherigen neurowissenschaftlichen Forschung. Was wir durch achtsames Innewerden unserer eigenen Gefühle und

Seele und Gehirn: zwei Aspekte des Menschseins

Äußeres Erforschen vs. Anteilnahme und Einfühlung

Gedanken feststellen können, sprengt die Möglichkeit einer neurowissenschaftlichen Analyse. Der äußere Zugang mit naturwissenschaftlichen Untersuchungsmitteln kann den inneren psychodynamischen Zugang nicht ersetzen. Wenn für die naturwissenschaftliche Forschung vor allem Scharfsinn und Rationalität gefordert sind, so sind für das psychodynamische Verständnis auch Anteilnahme und Einfühlung nötig.

Depressive Psychodynamik

Die wichtigsten Beiträge zu einem psychodynamischen Depressionsverständnis wurden denn auch von Menschen geleistet, die sich ihrem eigenen Erleben offen und mutig gestellt haben.

Auch heute tragen vor allem solche Menschen zur Erweiterung unseres Wissens über die psychodynamischen Abläufe bei Depressionen bei, die zu ihrer depressiven Not stehen und in oft schmerzhafter Offenheit auf Zusammenhänge zwischen ihrem Erleben, Denken und Handeln achten. Die Zeit steht nicht still. Unter den spätmodernen Lebensbedingungen verändert sich auch die depressive Psychodynamik. So macht es für die innere Entwicklung eines Menschen einen Unterschied, ob er in einer geschlossenen und hierarchisch geordneten Gesellschaft aufwächst oder wie heute unter globalisierten Bedingungen mit liberalen Wertvorstellungen. Deshalb ist die depressive Psychodynamik auch einem Wandel unterworfen, den es immer neu zu entdecken gilt. Was gestern richtig war, muss heute modifiziert werden. Wenn früher eher Autoritätskonflikte und Schuldgefühle zu

Gesellschaftsform und Depression

depressiven Reaktionen Anlass gaben, sind es heute – unter individualisierten Verhältnissen – häufiger Selbstwertprobleme, die zur depressiven Verstimmung beitragen.

Die Bedeutsamkeit von Selbstwertproblemen macht es wichtig, auf die Entwicklung des Selbstbildes von Menschen zu achten. Ein unsicheres Selbst kann die Depressionsgefährdung erhöhen. Damit hat sich insbesondere die sogenannte Bindungsforschung beschäftigt, die untersucht, welche Folgen ein bestimmtes Erziehungsverhalten auf die kindliche Entwicklung von Selbstsicherheit und Sozialverhalten hat. Die Ergebnisse lassen sich so zusammenfassen: Wer als Kind früh verunsichert worden ist oder sich bei seinen Eltern nie ganz geborgen fühlen konnte, wird auf (drohende) Trennungen und Verluste besonders unsicher und ängstlich reagieren. Weil er in seiner Kindheit nicht üben konnte, aus einer bergenden und sicheren Eltern-Kind-Beziehung heraus auf Unbekanntes zuzugehen – sich gleichsam vom sicheren Hafen aufs offene Meer zu wagen –, fehlt ihm als Erwachsener oft das Vertrauen in die eigenen Möglichkeiten. Er traut sich dann auch weniger zu, eine Belastung oder einen Verlust zu meistern. Erschwerend kann hinzukommen, dass ein Mensch, der durch instabile oder ambivalente Beziehungsverhältnisse in der Kindheit wenig Selbstsicherheit erwerben und seine soziale Kompetenz nicht voll entwickeln konnte, dazu neigt, sich von andern Personen stark abhängig zu fühlen. Diese Abhängigkeit macht ihn be-

Die Bedeutsamkeit von Selbstwertproblemen

Ergebnisse der Bindungsforschung

Abhängigkeit von anderen macht verletzlich

sonders verletzlich für Rückzüge oder Abwei-
sungen anderer Menschen. Sie erschwert aber
auch seine eigene emotionale Entwicklung. Die
Identitätsbildung bleibt oft unsicher, schwan-
kend oder widersprüchlich. Aufgrund dieser
Selbstunsicherheit wird es noch schwieriger, mit
einer Verlustsituation umzugehen und die dabei
auftretenden Gefühle zu ordnen. Stattdessen
breiten sich Enttäuschung und Wut oder ein dif-
fuses Gefühl des Gekränktseins im betroffenen
Menschen ungehindert aus. Durch die schwer
abgrenzbaren, die ganze Person einnehmenden
Enttäuschungsgefühle können noch vorhandene
Kräfte und Lösungsmöglichkeiten zugedeckt
oder absorbiert werden.

Unsichere Identitätsbildung

Schon der frühchristliche Eremit Evagrius Ponti-
cus verglich den depressiv verstimmten Menschen mit einem Lasttier, das von vorne vom
Wunsch nach Befriedigung angetrieben und von
hinten von Enttäuschung und Wut über die frus-
trierten Erwartungen traktiert wird. Sigmund
Freud hat in ähnlicher Weise die depressive
Dynamik als eine »Wendung der Aggression gegen sich selbst« charakterisiert. Während der
Trauernde einen Verlust schließlich akzeptieren
könne, leide der depressive Mensch (nach dieser
psychoanalytischen Auffassung) daran, den Ärger über den Verlust nur sich selbst zuzuschrei-
ben. So könne er das Verlorene nicht aufgeben.
Dieser Vorgang der Selbstaggression lässt sich
nach Sigmund Freud an den Selbstvorwürfen depressiver Menschen ablesen.

Wie Freud die Depression deutete

Ein anderer psychodynamischer Vorgang dürfte heute allerdings mindestens ebenso wichtig sein. Es hat mit einem überhöhten Anspruch an sich selber zu tun. Das heute gängige Ich-Ideal, ein besonders tüchtiges, erfolgreiches oder lustvolles Leben zu führen, wird zur Belastung, wenn dessen Verwirklichung an inneren oder äußeren Gründen scheitert, etwa an innerer Erschöpfung infolge Selbstüberforderung, an der Ausweglosigkeit anhaltender beruflicher oder privater Konflikte, weil der Lebenspartner nicht mehr mitspielt oder die berufliche Position verloren geht.

Die Schattenseite des modernen Ich-Ideals

Solche psychodynamischen Zusammenhänge der Depression sind nicht einfach zu beweisen. Manche statistischen Daten unterstützen aber ihre Bedeutung. So finden sich bei depressiven Menschen in der Kindheit häufiger Elternverluste durch Tod, Scheidung oder andere Ursachen als bei nicht depressiven Menschen. Zudem konnte in Langzeitstudien gezeigt werden, dass Kinder, die durch das ambivalente oder inkonstante Erziehungsverhalten ihrer Eltern verunsichert wurden, später vermehrt mit depressiven Verstimmungen reagieren im Vergleich zu Kindern, die in ihrer Erziehung mehr Sicherheit erfahren haben.

Kindheitserfahrung und spätere Depression

Allerdings hängt die Reaktion auf psychosoziale Belastungen nicht nur von der Erziehung, sondern auch von späteren Einflüssen und von aktuellen Umständen ab. Schützend wirken sich tragende Beziehungen, ein gutes soziales Netz, Halt gebende Glaubens- und Wertvorstellungen sowie therapeutische Hilfen aus. Auch können emotionale Schwierigkeiten in der Kindheit durch spätere gute Lebenserfahrungen, etwa eine tiefe und anhaltende Liebesbeziehung, korrigiert werden.

Nach Auffassung der Lerntheorie hängen Depressionen ursächlich mit einem Mangel an aktuellen positiven Erfahrungen zusammen. Wenn die Bemühungen eines Menschen keine positiven Rückmeldungen nach sich ziehen, kann dadurch das Verhaltensrepertoire geschwächt werden (sog. Verstärker-Verlust-Konzept). Wird ein bestimmtes Verhalten nicht belohnt, kann das zur Folge haben, dass auch andere Aktivitäten reduziert werden. Damit gerät ein Mensch jedoch in eine Art soziales Vakuum. Der Verlust an positiven Reaktionen macht ihn immer passiver und deprimierter.

Mangelnde positive Zuwendung als Depressionsursache

Ursachen depressiver Resignation

Eine solche resignative Verhaltensreduktion kann durch den Tod oder die Trennung von Angehörigen, Zurückweisung durch Bezugspersonen, finanzielle Schwierigkeiten oder andere unglückliche Lebensumstände ausgelöst werden. Aber auch persönliche Eigenschaften – etwa eine große Verletzlichkeit mit Rückzugstendenz oder eine Neigung zu Misstrauen – können zum Schwinden positiver Rückmeldungen (sog. positiver Verstärker) beitragen. Eine Vielzahl von Untersuchungen konnte diesen Zusammenhang von Depressivität und Mangel an positiven Feedbacks bestätigen. Allerdings kann auch das depressive Geschehen selbst zu einem Verlust an positiver Verstärkung führen. Der depressionsauslösende Mangel an positiven Rückmeldungen wird dann durch die depressive

Hemmung noch verstärkt. Es entsteht ein Teufelskreis, der zwar von Enttäuschungen durch Drittpersonen ausgelöst, aber durch den depressiven Aktivitätsverlust aufrechterhalten wird.

Ein anderes Konzept geht davon aus, dass depressives Verhalten eine Art »gelernte Hilflosigkeit« darstellt. Hilflosigkeit entsteht immer dann, wenn sich ein Mensch wiederholten negativen Erfahrungen durch keine irgendwie geartete Reaktionsweise entziehen kann.

Depressive Menschen weisen – auch nach meinen eigenen Untersuchungen – eine Tendenz auf, sich selbst die Schuld zu geben und sich im Vergleich zu anderen Menschen abzuwerten. Auch neigen sie dazu, sich fatalistisch ausgeliefert zu fühlen. Diese Haltung kann den Umgang mit belastenden Lebensereignissen erschweren. Sie kann ferner zu Bedrücktheit und Demotivation beitragen. Bekanntlich beeinflusst das Denken das Fühlen: »So wie man denkt, so fühlt man.« Allerdings gilt auch der Umkehrschluss: »So wie man fühlt, denkt man.« Drückt das depressive Geschehen auf die Stimmung, so werden auch die Gedanken schwer und bedrückt sein.

In experimentellen Studien konnte zwar ein hochsignifikanter Zusammenhang zwischen negativem Denken und Depressivität nachgewiesen werden. Auch Verlaufsstudien zeigen, dass ein weniger negatives bzw. eher positives Denken mit einer Depressionsaufhellung einhergeht. Doch bleibt bisher offen, inwieweit das negative Denken durch die depressive Stimmungslage selbst bedingt ist oder inwieweit es einen Hinweis auf gelernte Hilflosigkeit bzw. eine Ausdruckweise hilflos gemachter Menschen darstellt.

Sicher ist, dass jede Depression zu einer Veränderung der zwischenmenschlichen Kommunikation führt. Zwischenmenschliche Aspekte verdienen deshalb in der depressiven Dynamik besondere Beachtung. Verunsicherte Angehörige und Betreuende neigen dazu, sich gegenüber dem Kranken zu verteidigen und ihren guten Willen zu betonen. Diese Selbstbehauptung kann vom depressiven Menschen als Abgrenzungs- und Distanzierungsversuch verstanden werden. Vielfach machen verunsicherte Bezugspersonen auch Ratschläge (»Schau doch auf die schöne Seite des Lebens«, »Nimm es doch einfach hin« etc.), die wie Schläge wirken.

Depression verunsichert Bezugspersonen

Zur inneren, individuellen Dynamik der Depression gesellt sich deshalb eine zwischenmenschliche Dynamik. Sie zeigt sich nicht nur in Konflikten, die eine depressive Reaktion auslösen, sondern v. a. im Wechselspiel zwischen Gesunden und Kranken während der Depression. Die Beziehungsdynamik verändert sich in der Regel parallel zur Tiefe des depressiven Zustandes. Sie kann zu einer Zerreißprobe für die Betroffenen werden. Sie kann aber auch eine Herausforderung sein, welche die Beziehung schließlich bestätigt und vertieft.

Depression als Zerreißprobe

Die dargestellten Ebenen depressiver Dynamik, also die psychodynamische, die kognitiv-verhaltensorientierte und die interpersonale, stellen – trotz unterschiedlicher Auffassung der ihnen zuzuordnenden Schulen – keine Gegensätze dar. Sie ergänzen sich in wichtigen Punkten. Die verschiedenen Aspekte können helfen, die depressive Dynamik besser zu verstehen und depressive Menschen besser zu behandeln.

Verschiedene Ansätze ergänzen sich

»Depressionen werden durch die Gesellschaft verursacht«

Zur gesellschaftlichen und kulturellen Dynamik der Depression

Neben biologischen und psychologischen werden auch soziale bzw. gesellschaftliche Ursachen der Depression vermutet. Tatsächlich spielen sich Depressionen nicht im gesellschaftlichen Vakuum ab. Inwieweit werden sie aber durch die Gesellschaft verursacht?

Unter den kulturellen Errungenschaften wurde zunächst der Religion von aufklärerischer, später auch von medizinischer und psychoanalytischer Seite der Vorwurf gemacht, sie mache Menschen zu depressiven Opfern, indem sie die Leidensbereitschaft fördere. Man sprach von einer religiös bedingten Gewissens- oder Über-Ich-Problematik, die Menschen unterwürfig mache und masochistischen Tendenzen ausliefere. In der Nachfolge Sigmund Freuds, der Religiosität mit neurotischer Unterwürfigkeit unter gottähnliche Elternfiguren gleichsetzte, haben Psychotherapeuten später den Begriff der »ekklesiogenen Neurose« geprägt. Damit ist eine kirchlich verursachte psychische Störung gemeint. Krankhaft wirke sich die im Christentum anzutreffende Verdrängung und Verleugnung der Triebnatur des Menschen aus. Sie führe dazu, den Menschen dauerhaft unter einem bewussten oder unbewussten Gefühl von Schuld und Ungenügen leiden zu lassen.

»Ekklesiogene Neurose«?

Heute hat sich die Einschätzung der Religion in Psychologie und Psychiatrie gewandelt. Es wird auch von psychotherapeutischer Seite gesehen, dass Religion eine Halt gebende, gemeinschaftsbildende und gleichzeitig das Individuum stärkende Kraft sein kann. Gerade ihre Wirkmächtigkeit macht sie aber auch für Missbräuche anfällig, die offenbar Sigmund Freud im Auge hatte.

Religion als Halt gebende Kraft

Die aktuelle sozialpsychologische Gesellschaftskritik richtet sich weniger gegen die Religion als gegen die Dominanz des Wirtschaftlichen im Alltagsleben. So sprechen die französische Psychoanalytikerin Elisabeth Roudinesco wie auch ihr Landsmann, der Soziologe Alain Ehrenberg, von einer »depressiven Gesellschaft«. Beide kritisieren das vorherrschende Wirtschaftsdenken.

Haben wir eine »depressive Gesellschaft«?

Eine Depression stellt jedoch eine ernsthafte Krankheit dar, die weder mit noch so richtigen kulturkritischen Überlegungen abgetan noch mit einem generellen Kulturpessimismus relativiert werden kann. Dennoch ist nicht von der Hand zu weisen, dass sozioökonomische und kulturelle Bedingungen das depressive Geschehen beeinflussen. So überfordert die neoliberale Flexibilisierung des Arbeitsmarktes nicht wenige Menschen. Ständige Umstrukturierungen und Firmenzusammenlegungen rufen Angst und Unsicherheit hervor. Weil Nischenarbeitsplätze in der heutigen Arbeitswelt wegfallen, werden Menschen mit einer anhaltenden psychischen Beeinträchtigung immer häufiger invalidisiert.

Sozioökonomische und kulturelle Einflüsse

In der Schweiz haben sich die Frühverrentungen aus psychischen Gründen zwischen 1996 und 2006 fast verdoppelt. In Deutschland spielt die Arbeitslosigkeit bei der Auslösung depressiver Störungen eine noch wichtigere Rolle. Wie im Abschnitt »Depression ist eine Wohlstands- oder Modekrankheit« dargestellt, lassen sich die depressiven Folgen von Arbeitslosigkeit empirisch gut belegen (vgl. S. 33).

Arbeitslosigkeit und kulturelle Entwurzelung

Neben Arbeitslosigkeit trägt auch kulturelle Entwurzelung zur Entstehung von Depressionen bei. Eine sogenannte Entwurzelungsdepression wird vor allem bei Menschen beobachtet, die ihre Heimat verlieren. Diese besondere Depressionsproblematik ist ein Nebeneffekt der Globalisierung und breitet sich weltweit entlang den Migrationsströmen aus.

Gesellschaftliche Faktoren können auch mitverantwortlich dafür sein, dass Frauen vermehrt an Depressionen erkranken (vgl. S. 42). Nicht zuletzt lässt sich die mit der Depression eng verwandte Burnout-Problematik auf dem Hintergrund der heutigen Arbeits- und Wirtschaftssituation diskutieren (vgl. S. 40).

Indirekte gesellschaftliche Einflüsse

So markant also Depressivität bei bestimmten Bevölkerungsgruppen mit gesellschaftlichen Bedingungen direkt zusammenhängt, dürfte der indirekte Einfluss gesellschaftlicher Verhältnisse auf die Depressionsproblematik insgesamt doch wichtiger sein. Der indirekte Einfluss zeigt sich z. B. in der kulturabhängigen Weise, wie die

Krankheit Depression definiert wird oder in der Art, wie das Depressiv-Sein in einer Gesellschaft bewertet wird und wie mit depressiven Menschen (etwa versicherungsrechtlich) umgegangen wird. Die kulturabhängige Erfassung der Diagnose Depression, die gesellschaftliche Einstellung gegenüber depressiven Verhaltensmerkmalen und die damit zusammenhängenden Wertsysteme beeinflussen zweifelsohne die Auseinandersetzung depressiver Menschen mit ihrer Krankheit, sei es in eher günstiger oder ungünstiger Weise.

Die Diagnose »Depression« ist kulturabhängig

In den letzten Jahrzehnten ist die Definitionsschwelle für depressive Störungen ständig herabgesetzt worden. Daran war nicht zuletzt die Pharmaindustrie interessiert, weil sich so die potenzielle Zielgruppe für Medikamente vergrößert. Die Verbreiterung des diagnostischen Spektrums »Depression« hat aber auch damit zu tun, dass sich die gesellschaftlichen Wertvorstellungen stark gewandelt haben. Wurden früher Leid und Not vor allem als Herausforderungen betrachtet, denen man sich zu stellen hat und an denen man wachsen kann, wird heute jegliches Leiden – vor allem aber Bedrücktheit und psychische Not – zunehmend pathologisiert, d. h. als unnötig und krankhaft gewertet. So setzt auch die Weltgesundheitsorganisation (WHO) Krankheit weitgehend mit Leiden gleich. Dadurch wird es immer schwieriger, normale Deprimiertheit von krankhafter Depression abzugrenzen. Indem Gesundheit mit Wohlbefinden gleichgesetzt wird, steigt auch der psychische Normalisierungsdruck.

Die Schwelle für »Depressivität« wird niedriger

Wandel der Wertvorstellungen

Gesundheit = Wohlbefinden?

Wer aber nicht deprimiert sein darf, läuft eher Gefahr, depressiv zu werden.

Auch nicht-depressive Verhaltensweisen können in den Verdacht geraten, eine Depression zu verbergen. Das lässt sich an der künstlich konstruierten Diagnose des „Sissi-Syndroms" zeigen – benannt nach der österreichischen Kaiserin Elisabeth (genannt Sisi). Dabei soll es sich (nach Aussage der PR-Abteilung eines Industrieunternehmens) um eine untypische Depressionsform handeln, die sich hinter Sportlichkeit und ostentativ zur Schau getragener Lebensbejahung verstecke. Ursache dieser Störung – so wurde ab 1998 in über 500 Veröffentlichungen breitenwirksam verkündigt – sei ein Serotoninmangel, der aber mit einem bestimmten Medikament (von der Firma, die dieses Syndrom bekannt gemacht hatte) behoben werden könne. Einige Jahre später, nämlich im Jahre 2003, kam eine unabhängige Forschergruppe zu dem Schluss, dass die aufgestellten Behauptungen zum „Sissi-Syndrom" wissenschaftlich unbegründet sind. „Rückblickend muss man wohl annehmen, dass das Unternehmen ein Medikament entwickelt hat, für das es anschließend nach einer profitablen Indikation suchte. Denkt man den Zusammenhang von Diagnose und Therapie gewöhnlich umgekehrt, so ist es weltweit doch keine Ausnahme, dass vorhandene Therapiemöglichkeiten passende Diagnosen nach sich ziehen." (Haubl 2005)

Das „Sissi-Syndrom" – eine erfundene Krankheit

Der Einfluss kultureller Normen

Der amerikanische Soziologe Richard Sennett hat in seinem bemerkenswerten Buch »Der flexible Mensch« anhand zahlreicher empirischer Befunde dargestellt, wie sich am Ende des 20. Jh. in nur einer Generation das Bild vom Menschen und seiner Lebensbahn unter den neoliberalen Wirtschaftsbedingungen der letzten Jahrzehnte grundlegend verändert hat. Am Beispiel einer Familie zeigt Sennett auf, wie an die Stelle eines traditionell verwurzelten, langfristig angelegten Lebensplanes zunehmend ein flexibler und unsteter Lebensentwurf getreten ist.

Der »postmoderne Weltbürger« hat sich den kurzfristigen und wandelbaren Zielen des neuen globalen Wirtschaftens anzupassen. Gleichzeitig trägt er aber die historisch gewachsene Verpflichtung zu Autonomie und Selbstverwirlichung in sich. Dadurch gesellt sich zur Verpflichtung innerer Beharrlichkeit bzw. Ich-Identität die Forderung nach Mobilität und »kreativen Sprüngen«.

Der »post-moderne Weltbürger« hat autonom und flexibel zu sein

Die aufklärerische Vorstellung eines starken, autonomen und selbstverantwortlichen Subjektes wird in der depressiven Blockade zur Farce. Weil aber der moderne Mensch aufgeklärt ist und dieses Selbstbild verinnerlicht hat, kann er auch in der Depression nicht davon lassen. Die Vorstellung, dass nur der Tüchtige überlebt und die Stärke des modernen Menschen in seiner Macht- und Prestigeentfaltung liegt, ist zu tief verwurzelt. Tritt unter diesem leistungs- und anpassungsorientierten Denken eine depressive Blockade auf, so wird das moderne Individuum

Depression trifft den modernen Menschen an seinem wunden Punkt

an seiner sensibelsten Stelle getroffen. Denn ein autonomer Mensch ist auf sich selbst gestellt und darauf angewiesen, initiativ denken und handeln zu können. Gerade diese Fähigkeit ist aber in der Depression behindert. In ihr ereignet sich, was der moderne Mensch am wenigsten erträgt: Er erlebt klar und wach mit, wie seine persönlichen Entscheidungs- und Einflussmöglichkeiten eingeschränkt werden. Seine Gedanken und Erinnerungen werden schwerer abrufbar. Planen und Entscheiden sind ebenso blockiert wie ausführende Bewegungen oder körpersprachliche Ausdrucksformen. Doch bleibt sich der depressive Mensch – anders als in Bewusstlosigkeit oder bei einer dementiellen Erkrankung – seiner Situation bewusst. In dieser Situation fühlt sich das moderne Ich vor das Nichts gestellt. Es steht ihm nicht mehr – wie in der früheren Melancholieauffassung – der Ausweg offen, sich als Teil eines Weltganzen zu verstehen und daraus Sinn zu gewinnen. Es ist auf sich selbst zurückgeworfen, ohne in den vorherrschenden kulturellen Wertungen – in Globalisierung und Deregulierung – einen tragenden Grund zu finden.

Die eigene Einschränkung wird klar miterlebt

Halt gebende kulturelle Deutungen gibt es immer weniger

Aber gerade im depressiven Geschehen geht die subjektive Erfahrung nicht unter. Bei aller Hilflosigkeit und Abhängigkeit erfährt sich der depressive Mensch als Leidender. Im Verlust seiner Eigenmächtigkeit bleibt ihm oft nur das schwache Erleben seiner Körperlichkeit. Dieses Erleben ist nicht ins Positive verkehrbar. Aber es ist das einzige, was ihm bleibt. Es ist ihm eigen. Mag das

Was dem depressiven Menschen bleibt

Individuum der Natur und der naturwissenschaftlichen Betrachtung gleichgültig sein, der einzelne Mensch kann sich nicht sich selbst entziehen. Er ist als Individuum, wie Manfred Frank sagt, »unhintergehbar«. (Er kann nicht hinter sich selbst zurücktreten.) Sein Eigenwert ist nicht durch die Natur oder die Evolution gegeben, sondern liegt in ihm.

Moderne depressive Menschen mögen an ihrer übersteigerten Subjektivität und am Erleben ihres Ungenügens scheitern. Aber sie mögen manchmal auch durch ihr Depressivsein hindurch eine nicht selbstverständliche Erlebensfähigkeit neu entdecken und verspüren, dass es dieser »innere Raum« persönlichen Erlebens ist, der sie ausmacht. Sie können versuchen, sich selbst gegenüber mehr Sorge zu tragen, gerade auch weil sie erlebt haben, dass sie von vielen Konstellationen abhängig sind und nicht alles im Griff haben.

Der »innere Raum« des persönlichen Erlebens

Diese innere Seite des depressiven Geschehens droht in der spätmodernen Gesellschaft immer mehr übersehen zu werden. Wo aber ein Mensch, der zu Depressionen neigt, keine Zeit für sich findet, steigt auch das Risiko der Selbstüberforderung und damit das Risiko eines depressiven Rezidivs. Umgekehrt kann die Fundierung in einem »inneren Raum«, der ein Gegengewicht gegen die zentrifugalen Kräfte der modernen Lebenssituation schafft, die weitere Entwicklung des betreffenden Menschen günstig beeinflussen.

Die innere Seite der Depression nicht übersehen!

Therapie und Prophylaxe

»Jeder depressive Mensch braucht Medikamente«

Ergebnisse der Therapieforschung

Noch vor kurzer Zeit herrschte in der Öffentlichkeit die Meinung vor, depressive Menschen müssten in der Regel psychotherapeutisch behandelt werden. Schließlich handele es sich bei Depressionen um seelische Erkrankungen. In der Zwischenzeit – nach »der Dekade des Gehirns« in den 1990er-Jahren und der Popularisierung der Neurowissenschaften – nehmen immer mehr Menschen an, die Depression sei als Hirnerkrankung primär mit biologischen bzw. pharmakologischen Methoden zu behandeln.

Psycho- oder Pharmakotherapie?

Beide Positionen, die ältere und die neuere, sind zu hinterfragen. Zum einen wird eine Entscheidung nach dem »Entweder-oder-Prinzip« der Wirklichkeit nicht gerecht. Oft zeigt die Kombination verschiedener Methoden im Sinne eines »Sowohl-als-auch« bessere Resultate. Zum anderen hängt die Therapiewahl auch vom Schweregrad der Erkrankung, von der Persönlichkeit der

Betroffenen und von der zugrunde liegenden psychosozialen oder körperlichen Problematik ab.

**Große Fort-
schritte in der
Therapiefor-
schung** Die Therapieforschung hat in den letzten Jahrzehnten große Fortschritte gemacht. Besonders aussagefähig sind Studien, welche die Wirkung einer medikamentösen Behandlungsmethode mit einem Scheinpräparat, d.h. einem Placebo, oder eine spezifische Psychotherapie mit einer unspezifischen Methode (wie nicht weiter differenzierte ärztliche Gespräche) vergleichen.

**Placebos haben
eine erstaunlich
hohe Wirksam-
keit** Die meisten Medikamentenstudien werden heute allerdings so durchgeführt, dass ein neues Medikament doppelblind (d.h. ohne Wissen des Behandelten *und* des Behandlers, welches Mittel verabreicht wird) gegen ein bewährtes älteres Medikament getestet wird. Allerdings kann man schon deshalb nicht immer auf Vergleiche mit Placebo verzichten, da solche Scheinpräparate im Falle der Depression – wie übrigens ähnlich im Falle von Schmerzen – eine erstaunlich hohe Wirksamkeit haben. Die Placebowirkung hängt von psychosozialen Einflüssen ab. Verändern sich die gesellschaftlichen Bedingungen, dann verändert sich nicht nur die Placebowirkung, sondern auch die Wirkung der Antidepressiva. So wurde in den vergangenen beiden Jahrzehnten in akuten Depressionsstudien ein kontinuierlicher Rückgang um insgesamt 10 Prozent der Patienten beobachtet, die auf eine medikamentöse Therapie ansprechen. Über die Gründe kann man nur spekulieren. Sicher spielen veränderte

Lebensgewohnheiten, verändertes Konsumverhalten, Vorerfahrung mit Psychopharmaka und veränderte Umweltfaktoren eine wichtige Rolle.

Bei leichten Depressionen ist der Wirkunterschied zwischen Placebo und Antidepressivum gering und statistisch nur bei großen Fallzahlen nachweisbar, so dass offensichtlich nur sehr wenige Patienten von der Antidepressiva-Behandlung profitieren. Bei mittelschweren bis schweren Depressionen ist hingegen der Wirkunterschied zwischen Antidepressiva und Placebo deutlich ausgeprägter. Allerdings muss man in einem typischen Patientenkollektiv 4–6 depressiv Erkrankte behandeln, damit 1 Patient zusätzlich zu den unter Placebo zu erwartenden gebesserten Verläufen hinzugewonnen wird, also bei einem depressiven Menschen die Besserung auf das Antidepressivum zurückgeführt werden kann – und dies weitgehend unabhängig von der verwendeten Substanz (die nötige Anzahl der zu behandelnden Patienten ist also ein Maß für die Effektstärke eines Medikamentes).

Wirksamkeit von Medikamenten bei leichten Depressionen ...

In der Regel möchte aber ein depressiver Patient vor allem wissen, zu welchem Prozentsatz er mit einer wesentlichen Besserung rechnen kann, wenn er ein Medikament einnimmt. Dazu dienen Gruppenvergleiche von behandelten und unbehandelten (bzw. mit Placebo behandelten) Personen. In einer Gruppe von depressiven Menschen, die im Durchschnitt mittelschwer erkrankt sind, profitieren innerhalb eines Zeitraums von 6 – 8 Wochen 50 – 60 Prozent von der

... und bei mittelschwerer Depression

Therapie mit einem antidepressiven Medikament. Würde nur ein Scheinpräparat verabreicht, so würden sich 30 – 40 Prozent, also um 20 Prozent weniger, bessern. Ein depressiver Patient darf also damit rechnen, dass die Einnahme eines Antidepressivums dazu beiträgt, dass die Wahrscheinlichkeit, sich von der Depression zu erholen, deutlich erhöht ist.

Was den zeitlichen Verlauf der Besserung betrifft, so haben Untersuchungen aus der eigenen Klinik (von Hans Stassen und Jules Angst) gezeigt, dass die Unterschiede zwischen Antidepressiva- und Placebobehandlung marginal sind, also Antidepressiva nicht zu einer schnelleren Besserung als Scheinpräparate führen. Sie stoßen aber mehr Menschen zum Heilungsprozess an als Scheinpräparate, haben also eine Art Trigger-Effekt.

Bei diesen Untersuchungen wurde auch deutlich, dass die Wirkung der Antidepressiva rasch einsetzt, d. h. innerhalb der ersten zwei Wochen der Behandlung, sofern adäquat dosiert wird. Beobachtet man in den ersten beiden Wochen der Behandlung keinerlei Zeichen einer Besserung, so sinkt die Wahrscheinlichkeit, dass der betreffende Patient doch noch auf die Behandlung anspricht, auf unter 15 Prozent. Nach drei Wochen ohne Besserung liegt diese Wahrscheinlichkeit bereits unter 8 Prozent. Spätestens zu diesem Zeitpunkt muss der behandelnde Arzt die Behandlung modifizieren, entweder durch Dosiserhöhung, Zugabe eines anderen Präparates oder durch Wechsel des Medikamentes. Nur so kann dem Patienten eine unnötig lange und letztlich nicht zielführende Behandlung mit u.U. vielen unerwünschten Nebenwirkungen erspart werden.

Wie die erwünschte Wirkung der Antidepressiva im Einzelnen zustande kommt, ist nicht bekannt. Frühere Annahmen, dass Antidepressiva einen Mangel an Botenstoffen wie Serotonin oder Noradrenalin ausgleichen, haben sich als alleinige Wirkursache nicht bestätigt (vgl. Teil 5: Die Ursachen, S. 65). Auch neuere Theorien, die von einem Einfluss auf die Empfangszellen (Rezeptoren) von Botenstoffen oder auf das hormonregulierende System ausgehen, können die therapeutische Wirkung nur begrenzt erklären. Gleiches gilt für die Beobachtung, dass Antidepressiva Vorgänge in Nervenzellen und in Zellkernen beeinflussen. Auch wenn noch vieles offen bleibt, hat die pharmakologische Forschung doch manches zum Verständnis der neurobiologischen Grundlage der Depression beigetragen.

Wie Antidepressiva genau wirken, ist nicht bekannt

Im Vergleich dazu steckt die Erforschung der Wirkmechanismen von Placebos noch in den Kinderschuhen. Nur wenig ist darüber bekannt. Es wird angenommen, dass bereits die Hoffnung auf eine medikamentöse Hilfe (bzw. der »Glaube an das Medikament«) zu psychophysischen Veränderungen führt, die den Antrieb und die Stimmung – und damit das Krankheitsbild – bessern. Daraus zu schließen, Depressionen seien keine ernsthaften Erkrankungen, ist ebenso falsch, wie

Placebos: kaum erforscht

aus dem auch bei Schmerzzuständen oder Infektionskrankheiten beobachtbaren Placeboeffekt den Schluss zu ziehen, diese seien harmlos. Der relativ große Placeboeffekt bei der Behandlung depressiver Menschen weist wohl ebenso wie viele andere Befunde (vgl. Teil 5: Die Ursachen) darauf hin, dass psychosoziale Aspekte und persönliche Faktoren bei Depressionen eine wichtige Rolle spielen. Statt den Placeboeffekt in Frage zu stellen, gilt es, ihn zu nutzen. So ist therapeutisch darauf hinzuarbeiten, dass die unspezifisch wirkenden Behandlungsfaktoren – wovon der Placeboeffekt ein wichtiger Teil ist – durch die Art der Medikamentenabgabe nicht ge-

Was die antidepressive Wirkung fördert

schmälert werden. Die gesamte Medikamentenwirkung kann gefördert werden, wenn sich die Behandlung durch eine entspannte Atmosphäre, durch kompetente Gesprächsführung und durch zwischenmenschliche Anteilnahme auszeichnet. Demgegenüber droht eine Einbuße des gesamten Therapieeffekts, wenn die Antidepressivaverschreibung unpersönlich, lieblos und hastig erfolgt (obwohl dadurch der spezifisch chemi-

Nebenwirkungen

sche Effekt keinen Schaden leidet). Zweifellos werden heute Antidepressiva leichter, schneller und routinierter verschrieben als noch vor wenigen Jahrzehnten. Dieses beschleunigte Vorgehen wird durch den Umstand erleichtert, dass die Nebenwirkungen der modernen Antidepressiva weniger gefährlich sind als diejenigen älterer Substanzen. Abbildung 5 auf S. 102 gibt eine Übersicht über die aktuell am häufigsten gebrauchten antidepressiven Medikamente und ihre Nebenwirkungen. Die darin aufgeführten

Präparate können grob in zwei Hauptgruppen eingeteilt werden:

- ältere, klassische Antidepressiva wie z.B. Anafranil®, Tolvon®,
- neuere, moderne Antidepressiva,
  - selektiv auf Serotonin wirkend (z.B. Fluctine®, Seropram® und zahlreiche Generika),
  - selektiv auf Noradrenalin wirkend (Edronax®),
  - selektiv auf Serotonin und Noradrenalin wirkend (z.B. Remeron®, Efexor®).

Im statistischen Durchschnitt – aber nicht im Einzelfall – haben die verschiedenen Präparate und Stoffgruppen eine vergleichbare antidepressive Wirksamkeit. Sie weisen aber recht unterschiedliche Nebenwirkungen auf. So machen einzelne Präparate (wie Tolvon®, Remeron®) müde. Sie eignen sich nicht für eine Verabreichung morgens oder mittags, können aber abends als antidepressives Schlafmittel eingesetzt werden. Andere Präparate senken den Blutdruck (wie Anafranil®) und können die Herzleistung beeinflussen. Sie sollten deshalb bei Personen mit niedrigem Blutdruck und Herz-Kreislaufproblemen nicht eingesetzt werden. Wieder andere beeinflussen die sexuellen Funktionen (wie Seropram®, Fluctine®). Eine Schwächung der Potenz wird zwar im depressiven Zustand von vielen depressiv Erkrankten kurzfristig akzeptiert, bringt aber für eine Langzeittherapie erhebliche Nachteile mit sich.

Verschiedene Präparate, aber vergleichbare Wirksamkeit

Abb. 5: Einige gebräuchliche Antidepressiva in ihrer Wirkung auf verschiedene Botenstoffe und damit zusammenhängende Nebenwirkungen

Wirkstoff (Produktenamen)	Wirkung auf Noradrenalin	Wirkung auf Serotonin	Wirkung auf Dopamin	Hauptsächliche Nebenwirkungen
Clomipramin (Anafranil®)	+++	++++	+	Schwitzen, Potenzstörungen, Herz-Kreislauf-Symptome
Citalopram (Seropram®)	-	++++	-	Verdauungs-, Schlaf- und sexuelle Störungen
Fluoxetin (Fluctine® in CH/Oe, Fluctin® in D)	+	++++	+	ängstliche Unruhe Magen-/Darmbeschwerden sexuelle Störungen
Venlafaxin (Efexor® in CH/Oe, Trevilor® in D)	++	+++	+	Nervosität und Schlafstörungen Übelkeit
Duloxetin (Cymbalta®)	+++	+++	+	Übelkeit, Mundtrockenheit, Verstopfung
Reboxetin (Edronax®)	++	-	-	Unruhe, Verstopfung, Blasenentleerungsstörungen
Mianserin (Tolvon® in CH/Oe, Tolvin® in D)	+	+	-	Müdigkeit Gewichtszunahme
Mirtazapin (Remeron® in CH/Oe, Remergil® in D)	+	+	-	Müdigkeit Gewichtszunahme

Während die Nebenwirkungen eines Präparats oft frühzeitig auftreten, tritt der antidepressive Effekt dieser Mittel nicht sofort ein, sodass frühestens nach einigen Tagen mit einer langsamen Stimmungsaufhellung gerechnet werden darf. Alle Antidepressiva – mit Ausnahme von Johanniskraut – sind der Rezeptpflicht unterstellt. Ihre Anwendung setzt eine ärztliche Beratung voraus.

Nebenwirkungen: oft vor der Wirkung da

Üblicherweise wird zu Beginn einer Behandlung eine niedrige Dosis gewählt, um den Organismus an das Medikament zu gewöhnen. Danach erfolgt eine schrittweise Erhöhung bis zur optimalen Wirkung. Gehen die Symptome nicht zurück oder treten zu starke Nebenwirkungen auf, ist ein Wechsel des Präparates angezeigt. Leider gibt es bis heute keine Möglichkeit, die Wirkung eines einzelnen Antidepressivums bei einem bestimmten Menschen sicher vorherzusagen. Oft müssen deshalb mehrere Medikamente nacheinander angewandt werden, bis sich ein Erfolg einstellt. Nach Abklingen der Beschwerden ist es ratsam, das Medikament noch über mehrere Monate in der gleichen Dosierung weiter einzunehmen. Ein frühzeitiges Absetzen erhöht die Rückfallgefahr. Dabei muss keine Abhängigkeit und keine Veränderung der Persönlichkeit befürchtet werden.

Schwer vorhersagbar: Was wirkt bei wem?

Antidepressiva machen nicht abhängig

Aus dem bisher Gesagten kann geschlossen werden, dass antidepressive Medikamente die Behandlung der Depression deutlich verbessert haben. Sind sie aber in jedem Fall angezeigt? Aus verschiedenen Gründen ist diese Frage zu ver-

Jede Depression medikamentös behandeln?

neinen. Zum einen sprechen nicht alle Menschen auf Antidepressiva an. Etwa jeder vierte depressiv Erkrankte erfährt durch Antidepressiva allein keine spürbare Besserung. Zum anderen benötigen viele Depressionsbetroffene keine antidepressiven Medikamente, da ihre Depression innerhalb kürzerer Zeit spontan abklingt.

Spontan-remission Nur lässt sich eine solche Spontanremission im Einzelfall nicht voraussagen, wie sich auch umgekehrt das Nichtansprechen auf eine antidepressive Therapie erst im Behandlungsverlauf herausstellt.

Deshalb ist eine weitere Begründung nötig, um die gestellte Frage definitiv mit einem Nein zu beantworten. Diese dritte Begründung ist so einfach wie bestechend: Es gibt zur medikamen-

Es gibt wirksame Alternativen tösen Therapie Alternativen, die ebenso wirksam sind. Dazu zählen vor allem Psychotherapien. Wenn ein Mensch bereit und nicht allzu depressiv blockiert ist, eine etwas aufwändigere Psychotherapie einzugehen, kann er davon ausgehen, ohne Medikamente auszukommen. Davon ist im nächsten Abschnitt (Seite 107) die Rede.

An dieser Stelle seien noch einige weitere biologische Therapien erwähnt, die neben den sog. Antidepressiva bei Depressionen zum Einsatz

Lichttherapie kommen können. So hat sich die Lichttherapie bei Winterdepressionen (sog. saisonalen Depressionen) bewährt. Man benötigt dazu spezielle Lampen mit großer Lichtstärke (10 000 Lux) ohne Infrarot- und UV-Anteile. Es ist empfehlenswert, sich täglich über mindestens 30–40 Minuten der Lichtquelle auszusetzen. Eine Alternative zu dieser Behandlung mit künstlichem Licht sind regelmäßige Spaziergänge oder, besser noch, sportliche Betätigungen im Freien, die neben dem Lichteffekt auch einen günstigen Bewegungseffekt (sog. Sporttherapie mit Serotonin- und Opioidausschüttung) haben. In verschiedenen Untersuchungen hat sich gezeigt, dass wiederholtes Lauftraining und andere Bewegungsformen (wie Walking, Tanzen) einen therapeutischen Effekt auf depressive Verstimmungen haben. Krafttraining scheint ebenso zu wirken, wenn auch weniger ausgeprägt als Bewegungstraining an der frischen Luft. Eine großangelegte Studie bei älteren Menschen konnte zudem zeigen, dass Walking und Laufen das Auftreten depressiver Symptome auch längerfristig (über ein Jahr hinaus) senken.

Sport und Bewegung

Hilfreich kann auch Schlafentzug bzw. partielles Wachbleiben in der zweiten Nachthälfte sein. Längerer Schlaf führt nämlich meist nicht zur Erholung von einem depressiven Zustand, wie häufig angenommen wird. Manche depressiven Menschen machen die überraschende Erfahrung, dass sie sich nach einer durchwachten Nacht besser fühlen. Diese Beobachtung macht sich die Wachtherapie zunutze und strebt mittels kontrolliertem Schlafentzug eine Linderung depressiven Leidens an. Üblicherweise bleiben die Betroffenen in der zweiten Nachthälfte wach und schlafen erst am nachfolgenden Abend wieder ein. Dieses Vorgehen wird zwei- bis dreimal wiederholt. In der Regel stellt sich die Verbesse-

Wachtherapie

rung der Stimmung sofort ein, ist aber leider häufig nicht von Dauer. Trotzdem lassen sich durch diese nebenwirkungsarme Methode gelegentlich erfreuliche Resultate erzielen.

Alternativen bei sehr schweren Depressionen

Bei besonders hartnäckigen und auf Antidepressiva resistenten Depressionen kommen weitere biologische Methoden zur Anwendung: So kann die Zugabe von Lithium oder von Schilddrüsenhormonen die antidepressive Wirkung verbessern, in allerschwersten Fällen auch die Elektrokonvulsionsbehandlung. Nur in Ausnahmefällen werden elektromagnetische Stimulation bestimmter Hirnareale, Stimulation des Vagusnerves und mikrochirurgische Eingriffe am Gehirn als Alternative zu den vorgenannten Therapien

Behandlung einer manisch-depressiven Erkrankung

angewandt. (In Klammern sei angefügt, dass die Behandlung eines depressiven Zustandes bei einer manisch-depressiven Erkrankung besonderer Vorsicht bedarf. Antidepressive Medikamente können eine Manie auslösen. Um eine solche Komplikation zu vermeiden, ist eine gleichzeitige Behandlung mit einem sog. Stimmungsstabilisator wie Lithium zu empfehlen.)

»Psychotherapien dauern ewig«

Die verschiedenen Psychotherapieformen und ihre Wirkung

Die nach wie vor bekannteste Psychotherapieform stellt die Psychoanalyse dar. Sie wurde um die vorletzte Jahrhundertwende von Sigmund Freud entwickelt und von seinen Schülern teilweise abgewandelt. In der klassischen Psychoanalyse liegt der Analysand auf der Couch, ohne Blickkontakt zum hinter ihm sitzenden Analytiker zu haben. Diese klassische Analyse dauert oft Jahre, mitunter sogar ein Jahrzehnt. Weil diese klassische Therapieform das öffentliche Bewusstsein immer noch prägt, liegt das Vorurteil nahe: »Psychotherapien dauern ewig.«

Klassische Psychoanalyse

In Wirklichkeit wird die klassische Psychoanalyse bei depressiven Erkrankungen nicht mehr angewendet. Vielmehr kommen psychoanalytisch orientierte Kurztherapieformen zur Anwendung. Dabei sitzen sich Patient und Therapeut gegenüber und bearbeiten in meist einstündigen Therapiesitzungen über mehrere Wochen und Monate hinweg den psychodynamischen Hintergrund der depressiven Problematik (vgl. Teil 5: Die Ursachen). Neben solchen psychoanalytisch orientierten Psychotherapien werden heute mehrere andere Kurzpsychotherapieformen angewendet, die in den letzten Jahrzehnten entwickelt wurden. Ihre Wirksamkeit wurde in empirischen Studien vielfach belegt. In diesem Buchteil sollen neben der psychoanalytisch

Kurztherapieformen

orientierten Psychotherapie v. a. die kognitive Verhaltenstherapie und die interpersonelle Psychotherapie zur Sprache kommen. Diese Therapieformen wurden in den USA speziell für depressive Menschen konzipiert und haben sich in den letzten Jahren auch in Europa durchgesetzt. Das Ziel der kognitiven Verhaltenstherapie besteht darin, die Spirale von negativen Gedanken, Motivationsverlust und trüber Stimmung zu durchbrechen.

Kognitive Verhaltenstherapie

Das »sokratische Gespräch«

Hauptinstrument ist eine Art sokratische Gesprächsführung. Sie geht auf depressive Gedanken ein, hinterfragt diese aber nicht direkt (was depressive Menschen als Infragestellung ihres Selbst verstehen könnten), sondern regt die depressive Person an, ihre negativen Gedanken selber auf ihren Realitätsgehalt zu prüfen. Sehr oft treten bei depressiven Menschen negative Überzeugungen (»Ich bin wertlos«, »Die anderen verachten mich«, »Es wird sich nie etwas ändern«) wie automatisch in Sekundenschnelle auf und erhalten die depressive Verstimmung aufrecht. Der Therapeut verhält sich im Gespräch aktiv, ohne dominant zu sein. Er stellt Fragen, regt Themen an und verweist auf alternative Lösungswege. Durch das detaillierte Eingehen auf ein Problem kann dem Depressiven deutlich werden, dass seine Meinung bzw. seine automatisch auftretenden depressiven Gedanken im konkreten Fall nicht oder nur zum Teil zutreffen. Er kann ermutigt werden, neutrale oder positive Alternativvorstellungen auszuprobieren und zwischen den Therapiestunden zu prüfen, welche (negativen

Negative Überzeugungen

Positive Gedanken ausprobieren

oder positiven) Gedanken mit der jeweils vorherrschenden Stimmungslage zusammenhängen. Hilfreich kann auch sein, sich angenehme Tätigkeiten zu merken und sie allmählich vermehrt in die Gestaltung des Tagesablaufes einzubauen.

Bei depressiven Erkrankungen spielt die Beziehung zu Mitmenschen oft eine herausragende Rolle. Familiäre und soziale Konflikte, Verluste und Enttäuschungen sind im Vorfeld depressiver Störungen häufig anzutreffen (vgl. Teil 3: Die Verbreitung). Die interpersonelle Psychotherapie geht davon aus, dass solche zwischenmenschlichen Belastungen zur Auslösung oder Aufrechterhaltung depressiver Erkrankungen beitragen. Sie rückt zwischenmenschliche Belange ins Zentrum ihrer therapeutischen Bemühung, indem sie Verlusterlebnisse, Konflikte, einschneidende Lebensveränderungen sowie allgemeine Unsicherheit der Kommunikationsgestaltung bearbeitet.

Interpersonelle Psychotherapie

In solchen zwischenmenschlich ausgelösten Depressionen können Menschen sehr entlastet werden, wenn ihnen der Verlauf normaler Trauerreaktionen aufgezeigt wird. Wenn ein Therapeut zwischen wichtigen Grundgefühlen des Patienten und depressiver Erstarrung genau unterscheiden kann, vermag er dem Hilfesuchenden eine Stütze zu sein bei der Aufgabe, Traurigkeit, Ärger oder Angst bewusst zu erleben, ohne dass diese aus biografischen Gründen als Zeichen von Schwäche unterdrückt werden müssen (ein de-

Was entlastend wirkt

pressiver Patient: »Brav sein hat für mich immer geheißen, nicht zu weinen, weil damit meine Eltern frustriert worden wären.«)

Psychoanalytisch orientierte Therapie

Der Umgang mit Gefühlen nimmt in der psychoanalytisch orientierten Psychotherapie einen zentralen Stellenwert ein. Hauptziel dieser Therapieform ist die schrittweise Integration abgewehrter Gefühle in die Persönlichkeitsentwicklung, im Falle der Depression speziell die Auseinandersetzung mit Gefühlen wie Ärger und Enttäuschung, die bei einem Verlust auftreten. Die Betroffenen werden unterstützt, auf innere Vorstellungen (auch Träume) und Gefühle zu achten und ihr Erleben in Zusammenhang mit früheren Erfahrungen zu bringen. Der Therapeut versucht, den depressiven Menschen in seiner aktuellen Situation und aufgrund seiner Lebensgeschichte zu verstehen und seine innere Dynamik vorsichtig zu deuten.

Psychotherapie und Medikamente: im kurzfristigen Vergleich ...

... im längerfristigen Vergleich

... und in Kombination

Alle drei dargestellten Psychotherapieformen haben sich der empirischen Überprüfung gestellt. Ihre kurzfristigen Effekte sind mit denjenigen von antidepressiven Medikamenten vergleichbar. Bei der längerfristigen Beurteilung in Nachuntersuchungen über ein bis zwei Jahre schneiden die Psychotherapien meist besser ab als die Pharmakotherapie. Werden Psychotherapien mit medikamentösen Behandlungen kombiniert, zeigen sich z.T. noch größere Therapieerfolge als bei Anwendung einer einzigen Methode. Psychotherapien werden seltener abgebrochen als Pharmakotherapien, was für eine bessere Verträglich-

THERAPIE UND PROPHYLAXE

keit und Akzeptanz der Psychotherapien spricht. Langfristig dürften Psychotherapien sogar kostengünstiger sein.

Die dargestellten speziellen Formen von Kurzpsychotherapien benötigen im Durchschnitt zwischen zehn und vierzig Therapiestunden, verteilt über mehrere Wochen und Monate. Sie unterscheiden sich v. a. in ihrer theoretischen Grundlage. In der praktischen Durchführung bestehen zwar auch Unterschiede, doch überwiegen die Gemeinsamkeiten. Als methodenübergreifende Wirkfaktoren einer Psychotherapie wurde in Hunderten von Studien die Beziehungsgestaltung des Therapeuten zum Patienten herausgearbeitet. Anteilnahme, Echtheit und Wärme fördern den Behandlungserfolg. Das klingt trivial, ist aber gegenüber einem verstimmten, in Frage stellenden und ablehnend wirkenden depressiven Patienten gar nicht einfach zu erreichen.

Durchschnittliche Dauer eine Psychotherapie

Was den Erfolg von Psychotherapien fördert

Der Behandlungserfolg wird darüber hinaus von einer Hoffnung weckenden therapeutischen Haltung unterstützt. Auch das »Prinzip Hoffnung« scheitert in zwischenmenschlichen Beziehungen von depressiven Menschen häufig an überhand nehmenden Zukunftsängsten und an der pessimistischen Realitätseinschätzung des depressiv Erkrankten. Schließlich wird der Behandlungserfolg – unabhängig von der angewandten Technik – gefördert, wenn der Therapeut für den depressiven Patienten emotional spürbar ist, wenn er sachlich kompetent wirkt und Frustrationen, z. B. bei Behandlungsrückschlägen, ertragen kann.

Das »Prinzip Hoffnung«

Offenheit ist wichtig

Die hier kurz erwähnten grundlegenden therapeutischen Haltungen erleichtern dem Patienten, auch eventuell schamvolle Aspekte seiner Problematik zur Sprache zu bringen. Erst diese Offenheit ermöglicht die Erfahrung, verstanden zu werden. Meist finden sich dann auch Wege, besser oder wenigstens auf neue Weise mit den Problemen umzugehen. Dabei können persönliche Ressourcen entdeckt werden, die vorher im Grau des depressiven Nebels verborgen blieben. Doch

Geduld ist gefragt!

kann ein Therapieerfolg nie erzwungen werden. Für einen Machbarkeitswahn besteht auch auf therapeutischer Seite kein Anlass. Depressionen sind Herausforderungen an die Geduld. Nicht selten müssen verschiedene psychotherapeutische Wege beschritten oder eine Kombination mit medikamentöser Behandlung versucht werden, bis aus der »Krake Depression«, die einen Menschen in die Tiefe zieht, eine »Dame in Schwarz« wird, die Trauer erlaubt und ein Drama abschließt.

»Depressionen sind vermeidbar«

Was kann man prophylaktisch tun?

Viele Menschen, die schon einmal depressiv waren, möchten sich verständlicherweise vor weiteren Depressionen schützen. Nicht wenige vertrauen darauf, in depressiver Not soviel gelernt zu haben, dass sie künftig solche Krankheitszustände vermeiden können. Auch Psychiater und Psychotherapeuten erhoffen sich Mittel, die einen sicheren Schutz vor Depressionen darstellen. Depressionen sind aber nicht immer berechenbar. Sie sind zutiefst mit dem menschlichen Dasein verknüpft. Sie treten auch dann auf, wenn alle Sicherheitsmassnahmen getroffen scheinen. Mit statistischen Untersuchungen lassen sich zwar Risiko- und Schutzfaktoren ermitteln. Sie dienen dazu, einer Gruppe von Menschen ein bestimmtes Verhalten nahezulegen. Im Einzelfall versagt aber jede so gewonnene Prognose. Es gibt immer den Ausnahmefall.

Einen sicheren Schutz gibt es nicht

Weshalb betone ich diese Binsenwahrheit? Nicht um Angst zu schüren (dazu besteht kein Grund), sondern im Gegenteil, um der Überzeugung vieler Menschen mit rezidivierenden Depressionen entgegenzutreten, sie hätten das Wiederauftreten einer Depression vermeiden können, wenn sie vorsichtiger gewesen wären oder sich noch mehr zusammengenommen hätten. Auch die beste Prophylaxe gibt keine endgültige Sicherheit. Auch eine umsichtige Lebensführung schließt

Eine erneute Depression ist keine Schuldfrage

eine (weitere) Depression nicht aus. Es scheint
besser, wenn auch nicht leicht, Depressionen als
unerwünschte Herausforderungen anzunehmen,
als mit ihrem Auftreten zu hadern und sich zusätzlich zur depressiven Not noch mit Selbstan-
klagen weh zu tun.

Dies vorausgesetzt, können durchaus prophylak-
tische Maßnahmen empfohlen werden, die in
Verlaufsuntersuchungen das Rückfallrisiko ge-
senkt haben. Dabei ist zwischen biologischen
und psychosozialen Maßnahmen zu unterscheiden. In der Mitte stehen Verhaltensregeln, die
sich auf biologische Gesetzmäßigkeiten stützen,
aber eigentlich psychologische Verhaltensmaß-
nahmen darstellen. So hat sich für schwer und
wiederholt erkrankte Menschen bewährt, einen
möglichst geordneten Lebensrhythmus einzu-
halten, um das Gleichgewicht der biologischen
Rhythmen des Organismus nicht zu stören. (Bei
Depressionen findet sich nämlich gehäuft eine
Desynchronisation der inneren Uhr mit den
rhythmischen Abläufen der umgebenden Natur.) Es trägt zur Stabilität der Stimmungslage
bei, wenn ein Mensch in etwa zur gleichen
Stunde aufsteht und zu Bett geht bzw. in einem
bewährten Rhythmus arbeitet und die Mahlzei-
ten einnimmt. Natürlich lassen sich damit emotionale Aufregungen oder äußeres Ungemach
nicht immer vermeiden. Manchmal können aber
durch einen solchen eingespielten Rhythmus
auftretende Belastungen besser abgefedert werden.

Besser untersucht sind psychopharmakologische Maßnahmen zur Prophylaxe. Gemäß den Richtlinien der WHO wird schon bei Auftreten von zwei schweren Krankheitsepisoden innerhalb von fünf Jahren eine mehrjährige Langzeittherapie mit Antidepressiva empfohlen. Allerdings wird diese sehr weitgehende Empfehlung in der Praxis kaum umgesetzt. Realistischer ist der Rat, bei häufig (jährlich oder alle zwei bis drei Jahre) auftretenden Depressionen eine antidepressive Langzeittherapie durchzuführen, und zwar in der Dosierung, die zum Abklingen der akuten Episoden nötig war. Auch Lithium kann als Prophylaktikum empfohlen werden, v. a. aber Lamotrigin (Lamictal®), ein sonst zur Behandlung von Epilepsien verwendetes stimmungsstabilisierendes Präparat. (Treten auch manische Episoden im Wechsel mit depressiven auf, sind ebenfalls Lithium und bestimmte Antiepileptika wie Valproat [Depakine® bzw. Convulex®] oder Carbamazepin [Tegretol®] zu empfehlen.)

Medikamentöse Prophylaxe

Welche Form von Psychotherapie sich zur Prophylaxe von weiteren Depressionen am besten eignet, hängt von der individuellen Problematik ab. Stehen Selbstwertprobleme und Konflikte mit sich selbst im Vordergrund, so ist an eine psychoanalytisch orientierte Therapie zu denken. Die kognitive Verhaltenstherapie kennt spezielle Trainingsprogramme, um den Umgang mit eventuellen späteren depressiven Beschwerden oder Krisen zu verbessern. Wenn nach Abklingen einer Depression schwerwiegende familiäre Konflikte weiter bestehen, wird dadurch das

Vorbeugend eingesetzte Psychotherapie

Rückfallrisiko erhöht. Hier können Paar- oder Familientherapien prophylaktisch wirken.

Deprimiertheit nicht eskalieren lassen

Zusammenfassend wirken alle Maßnahmen therapeutisch und prophylaktisch, die ein Hochschaukeln normaler Deprimiertheit zu übertriebener depressiver Hemmung verhindern. Insbesondere Menschen, die schon einmal eine schwere Depression durchgemacht haben, laufen Gefahr, mit großer Anspannung auf eine belastungsbedingte Deprimiertheit zu reagieren. Sie wehren sich dann vehement – mitunter bis zur Erschöpfung – dagegen, deprimiert zu sein, weil sie den Beginn einer erneuten Depression befürchten. Dadurch kann sich ein Teufelskreis entwickeln, eine Art »Depression über das Deprimiertsein«.

Vorsicht: Teufelskreis

Das Auftreten eines solchen Teufelskreises, der eine depressive Entwicklung fördert und aufrechterhält, kann an verschiedenen Stellen des dargestellten Modells unterbrochen werden: zum einen durch Psychopharmaka (welche die neurophysiologische Stressreaktion abfedern), zum zweiten durch Selbsthilfemaßnahmen (welche die Akzeptanz von Deprimiertheit fördern), drittens durch Psychotherapie (welche die Selbstsicherheit stärkt und anstrengende Abwehrstrategien unnötig macht) und viertens durch soziale Maßnahmen inkl. Paar- und Familientherapie (die chronische Konflikte beseitigen oder vermindern). Das in Abb. 6 dargelegte einfache Modell erlaubt, die verschiedenen therapeutischen und prophylaktischen Maßnahmen in ein Gesamtkonzept einzuordnen, zu integrieren. Es

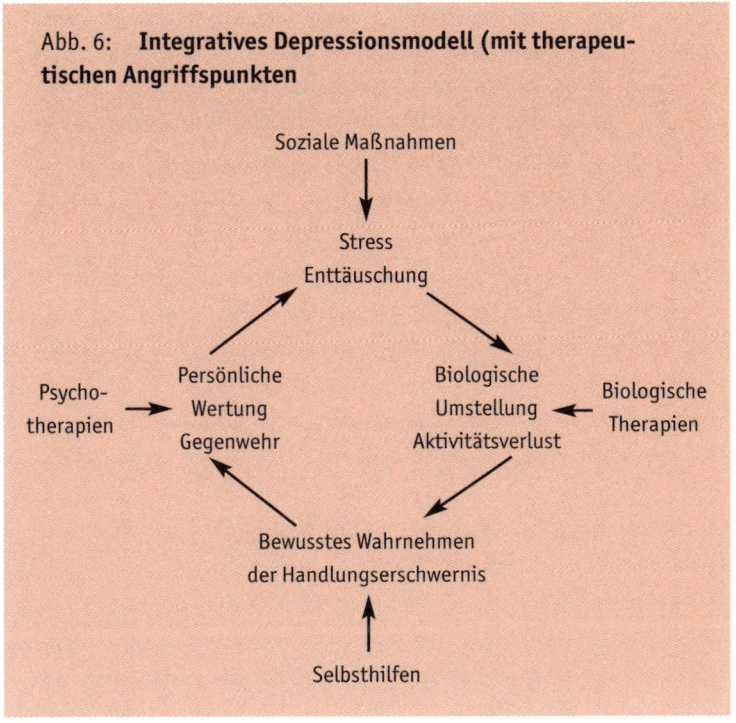

Abb. 6: **Integratives Depressionsmodell (mit therapeutischen Angriffspunkten**

Soziale Maßnahmen

Stress
Enttäuschung

Psycho-therapien

Persönliche
Wertung
Gegenwehr

Biologische
Umstellung
Aktivitätsverlust

Biologische
Therapien

Bewusstes Wahrnehmen
der Handlungserschwernis

Selbsthilfen

zeigt, dass die verschiedenen Hilfestellungen nicht in Konkurrenz zueinander stehen, sondern einander ergänzen. Oft genügt aber bereits eine einzige der dargelegten Interventionen, um den Teufelskreis therapeutisch zu durchbrechen oder prophylaktisch zu vermeiden.

Die Depression ist keine Hydra, der immer neue Köpfe nachwachsen, wenn einer abgeschlagen ist. Sie ist aber auch keine belanglose Störung, die sich wie eine Kinderkrankheit einfach auswächst. Sie ist eine menschliche Herausforde-

Depression: nicht harmlos, aber auch kein Monster

rung größten Ausmaßes, der sich nicht nur Betroffene, sondern auch mitbetroffene Angehörige und – darüber hinaus – die größeren menschlichen Gemeinschaften immer wieder stellen müssen.

Die Sinndimension

»Depressives Leiden ist sinnlos«

Die Sinnfrage bei Depression und Burnout

Romano Guardini hat ein vielgelesenes Buch mit dem Titel „Vom Sinn der Schwermut" geschrieben. Er fordert darin auf, die Depression nicht nur den Psychiatern zu überlassen. Das depressive Geschehen sei zu bedeutsam, als dass eine einzige Sichtweise genüge, es zu erfassen. Es habe auch eine religiös-spirituelle und philosophisch-existenzielle Dimension.

Religiöse und philosophische Dimensionen

In der Tat haben sich in der Geschichte immer wieder Literaten, bildende Künstler, Denker, Priester, Geisteswissenschaftler und darüber hinaus suchende Menschen aller Art damit auseinandergesetzt. Sie haben die depressive Verzweiflung wie eine Erschütterung wahrgenommen, als Herausgerissenwerden aus der Alltagswelt, aber auch als dunklen Spiegel, in dem der Mensch sich – wie ein Fremdling – neu entdeckt. Der Schriftsteller Adrian Naef hat von einer „Logik des Nachtgängers" gesprochen, in der die Leuchtschrift der Normalität einer erschreckenden Sicht ins Dunkle weicht.

Dieser Weg ins Schattenreich einer Depression kann Menschen zutiefst verändern. Er kann zerstören, aber er kann Menschen auch veranlassen, Altes zurückzulassen und Neues zu schaffen. Kulturgeschichtlich ist das depressive Geschehen immer wieder mit Kunst und Kreativität in Zusammenhang gebracht worden. Am bekanntesten ist der Aristoteles zugeschriebene Satz geworden: »Warum erweisen sich alle außergewöhnlichen Männer in Philosophie oder Politik oder Dichtung oder den Künsten als Melancholiker – und zwar ein Teil von ihnen so, dass sie sogar von krankhaften Erscheinungen ergriffen werden?« Melancholie (griechische Bezeichnung für eine besondere Depressionsform) wird in der Philosophie der Antike und dann wieder in der Renaissance nicht als Fluch betrachtet, sondern als Auszeichnung. Auch wenn offen bleibt, ob nicht eher die Morgenröte nach durchlittener Depression zu neuem künstlerischem Schaffen anregt und die Zunge der Sänger und Dichter löst, bleibt unumstritten, dass die Grundfragen des menschlichen Lebens seit jeher mit dem Schattenbereich der Welt in Beziehung gebracht wurden.

Die Aufklärung der Moderne hat zwar den Blick vom inneren (leidenden) Erleben weggewandt. Sie hat technische Hilfsmittel entwickelt, mit denen die äußeren materiellen Lebensbedin-

Depression, Kunst und Kreativität

Grundfragen und das Dunkle des Lebens

gungen ins Licht gerückt und bis ins Kleinste untersucht werden können. Doch stimuliert gerade depressives Leiden auch spätmoderne Menschen dazu, existentiell wichtige Fragen zu stellen, die naturwissenschaftlich verpönt sind: Welchen Sinn macht Depression? Wozu dient depressives Leiden? Nicht wenige Menschen suchen, wenn es ihnen wieder besser geht, nach der Botschaft, die sie im Dunkel ihrer durchgemachten Depression vermuten. Viele spüren, dass die moderne Gleichung »Leiden = Krankheit« nicht aufgeht. Es genügt ihnen nicht, sich nur als passive Opfer einer Krankheit – eines Ursache-Wirkungsgeschehens – zu sehen. Sie wehren sich dagegen, in der Krankenrolle aufzugehen, so hilfreich es auch ist, in einer schweren Depression um die neurobiologische Bedingtheit der depressiven Blockade zu wissen. Aber die Krankenrolle trägt einen Menschen nicht. Sie kann nur vorübergehend entlasten. Längerfristig hilft oft ein anderes Verständnis weiter. Dieses andere Verständnis geht über die Warum-Frage der Naturwissenschaften hinaus. Es fragt auch nach dem Wozu, nach der sinnstiftenden Einordnung des depressiven Erlebens in das größere Ganze des persönlichen und zwischenmenschlichen Lebens. Dieses Fragen nach Bedeutung und Sinn ist auch manchen Psychotherapieformen der Moderne eigen. Es ist aber nicht neu und lässt sich historisch weit zurückverfolgen – bis in die Anfänge der verschiedensten Religionen und der Philosophiegeschichte. Auch die Bibel kann über weite Strecken als Auseinandersetzung mit Bedrückung und Not und

Leiden = Krankheit?

Die Krankenrolle trägt nicht

Die Sinnfrage reicht historisch weit zurück

als Hilfsangebot im Leiden gelesen werden. So kann z. B. der 143. Psalm als eine bewegende Beschreibung depressiver Not verstanden werden.

Frühe Einsichten in das Wesen der Depression

Besonders eindrücklich haben sich die ersten frühchristlichen Eremiten mit depressiven Verstimmungen, denen sie sich nicht entziehen konnten, auseinandergesetzt. Sie haben sie als Herausforderung (altertümlich als »Versuchung«) angenommen. Davon zeugen in besonders herausragender Weise die immer wieder von Künstlern dargestellten Versuchungen des heiligen Antonius. Es ist treffend gesagt worden, dass die Askese der Eremiten in der Wüste eine ungeheure Psychoanalyse war. Indem sie sich ganz auf sich gestellt ihren inneren Erfahrungen aussetzten, haben sie tiefe Einsicht in das Wesen depressiver Verstimmungen gewonnen. Sie suchten der depressiven Anwandlung, die sie „Akedia" (übersetzt etwa „Trägheit, Überdruss") nannten, gewachsen zu sein und sie mit psychohygienischen und spirituellen Mitteln in Schach

»Akedia« als Warnsignal

zu halten. Aber sie empfanden sie auch als Warnzeichen, als Schutz vor Stolz und Hochmut und als Hinweis darauf, dass ein Mensch übertriebene Erwartungen hat und sich bei deren Enttäuschung über sich selbst ärgert. Konsequenterweise war ihnen der Anspruch, das depressive Element ein für allemal zu besiegen, fremd. Von Antonius ist der Ausspruch überliefert: „ Keiner kann unversucht ins Himmelreich eingehen. Nimm die Versuchung weg und es ist keiner, der Rettung findet."

Diese gegenüber depressiven Verstimmungen differenzierte und offene Haltung wurde in der weiteren Geschichte des Christentums leider nicht durchgehalten. Das Mittelalter machte die Akedia zur Todsünde. Aus der depressiven Herausforderung wurde ein sündiger Tatbestand. Dieser Stigmatisierungsprozess hat damit zu tun, dass aus der individuellen Not ein gesellschaftlich bewerteter Tatbestand wurde. Die Moderne hat zwar die Depression vom sündigen Charakter befreit und daraus eine Krankheit gemacht. Geblieben ist aber, dass ein inneres Geschehen durch eine gesellschaftlich legitimierte Instanz bewertet wird. Damit können sich nicht alle depressiven Menschen zufriedengeben. Sie erfahren an sich selbst eine Erlebensdimension, die sich nicht veräußerlichen lässt. Deshalb ihr Wille, der Expertensicht von außen – mitunter auch der erlebten Abhängigkeit von medizinischer Hilfe – eine eigene Sicht entgegenzustellen. Sie verstehen sich selbst als verwundete Menschen, aber als Personen, deren Wunde zu ihnen gehört. Ihre Wunde hat eine Geschichte und sagt ihnen etwas.

»Akedia« als Todsünde

Ein inneres Geschehen wird äußerlich bewertet

Zwei meiner Patienten haben die Einschätzung ihrer durchgemachten Depression in erfolgreichen Büchern auch öffentlich gemacht. Der Schriftsteller Adrian Naef ist überzeugt, dass ihm „die Seele eine Kurskorrektur aufgezwungen hat", ohne die er nie zu den für ihn wichtigen Einsichten und zu einem Richtungswechsel im Leben gekommen wäre. In einem Interview über sein Buch „Nachtgängers Logik" sagt er: „Ich

Wie sehen Betroffene sich selbst?

hatte drei Jahre Zeit, einem Mechanismus zuzuschauen, der stärker war als ich, ich erfuhr eine Weisheit, die stärker war als mein Wille und meine eigenen Lebensentwürfe." Deshalb setzt er sich dafür ein, die Depression zu akzeptieren, statt im Kampf gegen sie unterzugehen. Auch für den Filmregisseur Rolf Lyssy – Autor von „Swiss Paradise" – hat die Depression Spuren hinterlassen, die er nicht missen möchte, auch wenn er nicht noch einmal depressiv sein möchte: „Ich habe etwas durchgemacht, das mich stärker gemacht hat. Ich habe ein Sensorium bekommen, das ich vorher nicht hatte." Richard Rohr sprach sogar von einer „heiligen Wunde".

Macht Depression Sinn? Macht also Depression Sinn? Diese Frage ist nicht generell zu beantworten. Was Sinn macht, hat jeder Betroffene für sich selbst zu entscheiden. Sinn kann nie von außen zugeschrieben werden. Wenn man es trotzdem tut, nimmt man einem depressiven Menschen gerade das, was er am meisten zu verteidigen hat, nämlich sein ganz persönliches Verhältnis zu sich selbst.

Das Ringen um Sinn Bei der Auseinandersetzung mit der Sinnfrage ist auch zu bedenken, dass noch zu viele Menschen am depressiven Geschehen zerbrechen, als dass es statthaft wäre, ihnen die Wozu-Frage aufzudrängen, wenn sie in ihrer Not vor allem Akzeptanz, Verständnis und Unterstützung im Hier und Jetzt brauchen. Trotzdem ist das Ringen um eine sinnstiftende Einordnung des depressiven Geschehens vielen betroffenen Menschen ein ernstes Anliegen. Je mehr die Depression in der neurowissenschaftlich geprägten Psychiatrie als isoliertes neurobiologisches Geschehen beurteilt wird, umso mehr findet ein neues Konzept Anklang, das depressives Erleben im Zusammenhang mit Überforderung und Erschöpfung der eigenen Kräfte bringt. Statt Depression als Hirnerkrankung zu verstehen, werden beim Burnout-Syndrom depressive Symptome wie emotionale Erschöpfung und Antriebsverlust in einen Zusammenhang mit der Arbeitssituation gebracht (vgl. S. 40) und daraus die Konsequenz gezogen, dass die Verhältnisse am Arbeitsplatz neu zu gestalten sind.

Burnout-Syndrom

Wird Burnout als leichtere Depressionsform (oder als Vorstufe dazu) gesehen, so enthalten Burnout und Depression eine gleichgerichtete Botschaft. Beide können als Hinweis verstanden werden, dass das selbständige Handeln in der Spätmoderne ohne gemeinschaftsbezogene Abfederung an Grenzen stößt. Das psychotherapeutische Evangelium der persönlichen Entfaltung und der sozioökonomische Kult der individuellen Leistungsfähigkeit scheint nicht mehr unbegrenzt durchhaltbar.

Burnout als Vorstufe der Depression

Die epidemische Zunahme von Depressions- und Burnoutbehandlungen kann darauf aufmerksam machen, dass viele moderne Menschen mit einer soziokulturellen Situation konfrontiert sind, mit der sie nicht fertig werden. Auch der freie individualisierte Mensch braucht Orte der Stabilität. Auch der säkularisierte Mensch braucht eine see-

Was bedeutet die Zunahme von Burnout und Depression?

lische Beheimatung. Auch der mobile Mensch ist auf verlässliche Beziehungen angewiesen. So gesehen sind Burnout und Depression nicht nur persönliche, sondern auch gesellschaftliche Herausforderungen, die nicht isoliert zu behandeln sind.

Anhang

Ausgewählte Literatur

American Psychiatric Association, 2000: Practice Guideline for the Treatment of Patients with Major Depressive Disorder. 2nd ed.

Beck A T, Rush A J, Shaw B F, Emery G, 2004: Kognitive Therapie der Depression. 3. Aufl., Weinheim: Beltz

Böker H, Hell D (Hg), 2002: Therapie der affektiven Störungen. Psychosoziale und neurobiologische Perspektiven. Stuttgart: Schattauer

Ehrenberg A, 2004: Das erschöpfte Selbst. Frankfurt a. M.: Campus

Guardini R, 2003: Vom Sinn der Schwermut. 8. Aufl., Mainz: M. Grünewald Topos Taschenbücher

Haubl R, 2005: Sozialpsychologie der Depression. In: Leuzinger-Bohleber M, Hau St, Deserno H (Hg): Depression – Pluralismus und Forschung. Göttingen: Vandenhoeck & Ruprecht

Hautzinger M, 1998: Depression. Göttingen: Hogrefe

Hell D, 2005: Aufschwung für die Seele. Wege innerer Befreiung. Freiburg: Herder spektrum 5572

Hell D, 2005: Leben als Geschenk und Antwort. Weisheiten der Wüstenväter. Freiburg: Herder spektrum 5624

Hell D, 2006: Die Sprache der Seele verstehen. Die Wüstenväter als Therapeuten. 7. Aufl., Freiburg: Herder spektrum 5191

Hell D, 2006: Welchen Sinn macht Depression? 11. Aufl., Reinbek bei Hamburg: Rowohlt Taschenbuch Verlag

Hell D, 2007: Seelenhunger. Vom Sinn der Gefühle. Freiburg: Herder spektrum 5826

Hell D, Böker H, Marty T, 2001: Integrative Therapie der Depression. Schweiz Med Forum 19:491–499

Hillert A, Marwitz M, 2006: Die Burnout Epidemie – oder brennt die Leistungsgesellschaft aus? München: C. H. Beck

Holsboer-Trachsler E, Vanoni Ch, 2003: Depressionen in der Praxis. Wessobrunn: Socio-Medico

Klibanski R, Panofsky E, Saxl F, 1992: Saturn und Melancholie. Frankfurt a. M.: Suhrkamp

Kühner C, 2006: Frauen. In: Stoppe G, Bramesfeld A, Schwartz F-W (Hg): Volkskrankheit Depression? Berlin-Heidelberg: Springer

Leuzinger-Bohleber M, Hau St, Deserno H (Hg), 2005: Depression – Pluralismus in Praxis und Forschung. Göttingen: Vandenhoeck & Ruprecht

Lyssy R, 2001: Swiss Paradise. Ein autobiographischer Bericht. Zürich: Rüffer & Rub

Marneros A (Hg), 2004: Das neue Handbuch der bipolaren und depressiven Erkrankungen. Stuttgart: Thieme

McCullough J P Jr, 2003: Treatment for Chronic Depression. New York-London: The Guilford Press

Naef A, 2003: Nachtgängers Logik. Frankfurt a. M.: Suhrkamp

Noelen-Hoeksema S, 1993: Sex differences in depression. Stanford, CA: Stanford University Press

Nuber U, 2006: Depression. Die verkannte Krankheit. München. Dtv

Schramm E (Hg), 2005: Interpersonelle Psychotherapie bei Depressionen und anderen psychischen Störungen. 3. Aufl., Stuttgart: Schattauer

Solomon A, 2001: Saturns Schatten. Die dunklen Welten der Depression. Frankfurt a. M.: Fischer

Stassen H H, Angst J, 2002: Wirkung und Wirkungseintritt in der Antidepressiva-Behandlung. In: Böker H, Hell D (Hg): Therapie der affektiven Störungen. Stuttgart: Schattauer

Stoppe G, Bramesfeld A, Schwartz F-W (Hg), 2006: Volkskrankheit Depression? Berlin-Heidelberg: Springer

WHO/Dilling H et al (Hg), 2005: Internationale Klassifikation psychischer Störungen: ICE-10 Kapitel V (F). 5. Aufl., Bern: Huber

Wirz-Justice A, 2002: Lichttherapie. In: Gaebel W, Müller-Spahn F (Hg): Diagnostik und Therapie psychischer Störungen. Stuttgart: Kohlhammer

Wolfersdorf M, 2006: Suizidalität. In: Stoppe G, Bramesfeld A, Schwartz F-W (Hg): Volkskrankheit Depression? Berlin-Heidelberg: Springer